Aceites Esenciales Para Principiantes

Una Guía Para La Curación Con Aromaterapia Y Recetas De Aceites Esenciales Para La Belleza Y La Salud

Por

Beatrice Anahata

Bajo ninguna circunstancia se tendrá responsabilidad legal o culpa alguna contra el editor por cualquier reparación, daño o pérdida monetaria debido a la información aquí contenida, ya sea directa o indirectamente.

Los autores respectivos son dueños de todos los derechos de autor que no posee el editor.

La información aquí contenida se ofrece únicamente con fines informativos, y es universal como tal. La presentación de la información es sin contrato ni ningún tipo de garantía.

Las marcas comerciales que se utilizan no tienen ningún consentimiento, y la publicación de la marca comercial no tiene permiso ni respaldo del propietario de la marca comercial. Todas las marcas comerciales y marcas de este libro son solo para fines de aclaración y son propiedad de los propios propietarios, no están afiliados a este documento.

Tabla de Contenidos

¿Te gustan los aceites esenciales?

Los aceites esenciales son algo que a muchas personas parecen les encanta probar, y tienen una amplia variedad de usos diferentes. Pero, ¿cuáles son los mejores? ¿Cuáles son las mejores maneras de usarlos? ¿Cuáles son los mejores beneficios que puede obtener de estos diferentes aceites, y lo complejo que es usar estos aceites invaluables en su cuerpo y en su hogar?

Obviamente, pueden ayudar a nuestro cuerpo en una tonelada de diferentes medios, pero al mismo tiempo, usted podría preguntarse cuáles son los mejores para usar, y cuáles son los mejores usos para estos. Bueno, estás a punto de averiguarlo.

Por lo general, los aceites esenciales se pueden utilizar por vía tópica, en un difusor, diluidos con un aceite portador como el coco o el aceite de oliva, o pueden utilizarse en agua u otros limpiadores para ayudar a rociarlo en un área. Hay muchas maneras diferentes de usarlas y, a menudo, probablemente te sientas abrumado en cuanto a lo que hace qué. Bueno, vamos a repasar en qué medida estos aceites esenciales pueden ayudarte.

Este capítulo entrará en detalle sobre cómo puede utilizar los aceites esenciales, incluidos los principales beneficios para esto. Son muy fáciles de usar, y puedes empezar con esto de inmediato. Al usarlos, usted será capaz de tener un mejor hogar para usted, y para los demás, y a partir de ahí, usted será capaz de crear una vida mejor para usted también. La medicina natural realmente puede ayudarte, y los aceites esenciales son definitivamente el camino a seguir. Usted será capaz de aprender acerca de los principales beneficios aquí, y qué aceites puede utilizar para lograr estas diversas medidas para ayudar a su vida.

RECETAS BASICAS

Por lo general, se recomienda lo siguiente:

si vas a usar una receta tópica (una receta mezclada suavizada en el cuerpo con un aceite o crema, o aceites esenciales en una compresa, o "ordenada" por ejemplo), siempre inhala directamente primero. La biodisponibilidad es mejor con la inhalación, lo que significa una acción más eficaz y rápida en esa ruta, pero en muchos casos, tópica también es útil ya que funciona más lento y dura más la piel. En otras palabras, para la mayoría de las aplicaciones que piden un tema, también tiene sentido inhalar.

Insomnio

- Simplemente difusa lavanda por la noche en el dormitorio. Simplicidad en su mejor momento. Además, podría agregar unas gotas de lavanda a su lavadora cuando lave sus sábanas y fundas de almohada; se podría poner unas gotas de lavanda en una bola de algodón o en un sobre y meterlo debajo de la almohada.
- Licúe 10 gotas de lavanda, 10 gotas de manzanilla romana, 4 gotas de

- y 4 gotas de salvia esclarea en una onza de aceite portador. Aplicar sobre el cuello, las muñecas y los pies por la noche e inhalar o esparcir. (Me gusta usar los aplicadores de rollerball en una botella de vidrio – fácil cuando estás cansado por la noche y eficaz.)
- Comprar una mezcla de sueño prefabricado. Muchas empresas los ofrecen (incluyendo la mía). Nuestro Zen Sublime Sleep se mezcla en un aceite orgánico para que pueda aplicarse a la piel, así como inhalarse o esparcirse. Aquí está la mezcla y por qué elegí cada EO:

    - Lavanda – aceite esencial bien conocido y más utilizado para la asistencia para el sueño. La lavanda calma, calma y nutre. Ayuda a equilibrar el espíritu, y reduce cualquier ansiedad existente. También ayuda a reducir los dolores que pueden obstaculizar el sueño.
    - Geranio Rosa – fomenta una sensación de seguridad y protege de la energía o pensamientos perturbadores.
    - Naranja – desbloquea la energía; se encuentra en las pruebas clínicas para ser un sedante que calma, empuja hacia abajo el pesimismo y es un tónico para la mente y el cuerpo.
    - Neroli – relaja los nervios, calma el corazón y la psique, y ayuda a aliviar el dolor.

- Aceite de cedro – es muy puesta a tierra, un tónico para el sistema nervioso y es por supuesto antiinflamatorio.
- sabia Esclarea – bien conocido para reducir la ansiedad y el estrés, que puede ser la causa del insomnio. Funciona sinérgicamente con lavanda para la sedación y el efecto calmante.

Garganta dolorida

- Hacer una inhalación de vapor de 2 gotas de manzanilla, 3 gotas de lavanda y 1 gota de tomillo.
- Para simplificar, haga una inhalación de vapor de sólo 2 gotas de clavo.
- Después de una inhalación de vapor, masajee la mezcla de 2 gotas de limón, 1 gota de tomillo y 4 gotas de manzanilla en una cucharada de aceite portador en la garganta y el cuello (incluyendo detrás de las orejas.)
- (De Aromahead) Pon una gota de árbol de té en un vaso de agua tibia, mézclalo y luego haz gárgaras. No te preocupes si te tragas un poco, pero trata de escupir la mayor parte. Haz gárgaras así varias veces al día. También puedes poner una gota de sándalo en un poco de jojoba y frotarla en la parte delantera y posterior del cuello.

- Haga esta mezcla para inhalar o esparcir cada 3 horas. 12 gotas de lavanda, 6 gotas de pimienta negra y 3 gotas de mirra.
- Compra una mezcla prefabricada. ¡Hay muchos disponibles!
- Personalmente encuentro que si un dolor de garganta está haciendo su apariencia y realmente no se ha afianzado, inhalo eucalipto cada hora (y a veces también voy a inhalar mirra y / o clavo de olor) y desaparece.

Amigdalitis

- Licúe en 2 cucharaditas de un aceite portador 6 gotas de geranio rosa, 4 gotas de mirra y 2 gotas de naranja o naranja dulce. Masajear en la garganta y el cuello, e inhalar.
- Poner 1 gota de árbol de té en 1 cucharada de miel más 1 taza de agua tibia, mezclar bien y luego hacer gárgaras (no tragar.)

Tos

- Mezcla 2 gotas de eucalipto, 2 gotas de limón y 1 gota de árbol de té en 2 cucharaditas de miel. Diluir en una taza de agua tibia y gárgaras.
- Para una tos espasmódica: mezclar 2 gotas de ciprés y 1 gota de incienso en una bola de algodón o tejido, inhalar profundamente.

- Para una tos espasmódica (de Aromahead): mezcla 5 gotas de pimienta negra, 5 gotas de incienso y 5 gotas de picace negro en un inhalador de mano personal. Utilícelo según sea necesario.
- Tos seca: Mezclar eucalipto 3 gotas, y tomillo 2 gotas en 1 cucharadita de un portador, masaje en el pecho y la garganta.
- Licúe eucalipto, madera de cedro, pino y mirra en una botella de 1/6 onzas. Inhalar, utilizar en un difusor o vapor de tienda; o mezclar con un aceite portador 1 onza y masajear en la garganta.

Dolor de dientes

- Punto Clavo en una punta Q y toque el área afectada. Ayudará a reducir el dolor y la inflamación.

Congestión

- Haz un vapor de eucalipto. Añade 10 gotas de eucalipto y 10 gotas de aguja de abeto siberiano con 8 gotas de árbol de té y 2 gotas de mirra al agua hirviendo. Haga una tienda de vapor con una toalla e inhale con los ojos cerrados.
- Ponga 2-4 gotas de eucalipto en la esquina de su ducha por la mañana, y deje que el vapor se eleve y le ayude. Asegúrese de poner las gotas

donde no se parará o paso para evitar resbalones.

- Mezcla Eucalipto, Mirra, Menta y Limón o esparce cualquiera de estos (tu elección) para ayudar a romper la congestión y respirar mejor. También aclararán el aire.
- Compra una mezcla prefabricada que se puede masajear en el pecho y la garganta, así como inhalar. La nuestra se mezcla en jojoba orgánica y girasol e incluye:
- Eucalipto - beneficios bien conocidos y de amplio alcance, incluyendo seno y aplicaciones respiratorias, aumenta el flujo sanguíneo y ayuda con el agotamiento mental. Se sabe que es antiinflamatorio, antiespasmódico y muy importante, un descongestionante.
- Romero - Además de disminuir los niveles de cortisol (una hormona del estrés que puede entrar cuando usted está enfermo que duele el sistema inmunológico), Aceite de romero tiene propiedades que se cree que son útiles para aliviar los problemas respiratorios y reducir el dolor.
- Juniper Berry - entre sus muchas cualidades, Juniper Berry es un desintoxicante, ayudando a eliminar las toxinas.
- Lima - Las limas, como los limones, están llenas de antioxidantes, bactericidas y otros nutrientes beneficiosos. Ayuda a combatir y proteger contra las infecciones virales que pueden causar

el resfriado común. Además, la cal es un antiséptico, lo que significa que puede curar infecciones y proteger contra su desarrollo.

Jaqueca

- Hay diferentes tipos de dolores de cabeza, desde un dolor de cabeza sinusal, migraña a un dolor de cabeza tensional. Estas son algunas sugerencias:
- Para muchos tipos de dolores de cabeza, use una compresa o una toalla fría. moje el paño en agua fría con 2 gotas de lavanda y 1 gota de menta, o 2 gotas de lavanda y 1 gota de geranio rosa (inhale para ver lo que reacciona mejor). Pon la compresa fría en la frente y relájate en una habitación oscurecida.
- Dolor de cabeza general sin razón: 3 gotas de lavanda y 1 gota de menta, utilizar limpio o mezclar en 1 cucharada de un portador. Aplicar y masajear alrededor de las sienes, la parte posterior del cuello y alrededor de la línea del cabello (asegúrese de parchear la prueba primero cualquier EO utilizado limpio.)
- Dolor de cabeza nervioso: 3 gotas de lavanda y 2 gotas de manzanilla o una alternativa es 1 gota de geranio rosa, 2 gotas de limón y 3 gotas de lavanda en 1 cucharada de un portador. Masajee y relájese.

- Dolor de cabeza sinusal: inhalar al vapor 3 gotas de romero, 1 gota de tomillo y 1 gota de menta o eucalipto.
- Sinusitis aguda: Combine 4 gotas de eucalipto, lavanda, menta, pino y árbol de té en un tazón, deje caer en una mecha para un inhalador o bolas de algodón, luego coloque dentro del inhalador personal y use 5 veces al día.
- Haga la misma receta, pero sólo 1 gota de cada uno en agua caliente y haga una inhalación de vapor.
- En una pizca, inhale el eucalipto directamente de la botella con frecuencia.
- Dolor de cabeza de tensión: Mezclar en 1 onza de crema 3 gotas de lavanda, 4 gotas de incienso, 1 gota de romero y 1 gota de Helichrysum. Corre sobre la nuca y las sienes cuando comience la tensión.
- Dolor de cabeza general: Ponga 4 gotas de limón en 1 cucharada de portador, y deje caer en un baño y relájese en la bañera.
- Comprar una mezcla prefabricada, hecha por muchas empresas.

Ataque de ansiedad

- Mezclar 10 gotas cada una de lavanda, geranio y romero y difuso o inhalar.
- Licúe Neroli 7 gotas, lavanda 3 gotas y limón 20 gotas; Difuso.

- Para la culpa y la depresión que estimula la ansiedad: 15 gotas de geranio rosa, 10 gotas de bergamota, lavanda 5 gotas, cúrcuma 5 gotas; Difuso.
- Inhala o esparce Romero o lavanda solo.

Estrés antiguo y llana

- Licúe 3 gotas de lavanda, 3 gotas de bergamota, 1 gota de geranio rosado y 1 gota de incienso en un difusor o inhalador personal.
- Mezcla 3 gotas de Esclarea Sage, 1 gota de limón y 1 gota de lavanda en el difusor o inhalador personal.
- Mezcla de masaje. Licúe en 1 onza de un aceite portador 5 gotas de madera de cedro, 5 gotas de bergamota, 2 gotas de jazmín o Ylang Ylang y 1 gota neroli.
- Compra una mezcla prefabricada. Nos encanta el nuestro – Zen De-Stress se mezcla en jojoba orgánica y aceite de girasol, e incluye:
    - Lavanda – aceite esencial de lavanda tiene la capacidad de eliminar la tensión nerviosa, aliviar y calmar. El aroma refrescante también ayuda con el agotamiento nervioso y ayuda a reducir la presión arterial.
    - Esclarea Sage – es un antidepresivo entre sus muchos poderes. Ayuda a combatir la depresión y alivia la

ansiedad mientras ayuda a aumentar la alegría.

- o Neroli – es también un antidepresivo junto con la celebración de poderes sedantes. Ayuda a alejar la tristeza y levanta el estado de ánimo (por lo que este aceite se utiliza ampliamente en técnicas de aromaterapia.)
- o Manzanilla romana – es excelente para combatir el estrés, y ayuda a aquellos que están deprimidos, solos o temerosos. Ayuda a la calma, y también es bueno para momentos de ira o irritabilidad.

TUMMY RUB PARA LA CONSTIPACION *(De* Aromahead)

- Licúe en 1 onza de crema 7 gotas Sweet Mejorana, 3 gotas de bergamota, 3 gotas de naranja, 2 gotas de Neroli, 1 gota de manzanilla romana y 5 gotas Nardo. Masajear en la barriga varias veces al día.

TUMMY RUB PARA IBS O CALAMBRES *(de* Aromahead)

- Licúe en 2 onzas de una crema 5 gotas de naranja, 5 gotas de manzanilla romana, 5 gotas de sándalo y 4 gotas de bergamota. Masajear en el vientre y bajar la espalda cada pocas horas.

- Mezclar 6 gotas de cúrcuma en un aceite portador. (Añadir 2 gotas de bergamota si lo desea) Masaje en la barriga.
- Mezcla 2-3 gotas de clavo y 4 gotas de CAMOMILLA romana en un aceite de transporte y masajea tu barriga. También puede ayudar a aliviar el gas

Felicidad y relajación

- Para una sensación edificante pero dichosa, mezcle en 1 onza de crema o aceite 2 gotas de geranio rosa, 2 gotas de bergamota, 1 gota de naranja.
- Compra una mezcla prefabricada. Nuestro Zen Air Bliss contiene: Ylang Ylang, naranja dulce, Bergamota, Magnolia y Neroli.

Dolor muscular y rigidez

- Mezclar en 1 onza de un portador como jojoba o baobab: 4 gotas de eucalipto, 4 gotas de pimienta negra, 4 gotas de lavanda y 2 gotas de romero. Frote en la zona afectada según sea necesario (cada 2 horas cuando hay dolor agudo.)
- Puede poner la misma receta en una compresa sin el soporte (frío o caliente). Suelte los aceites

esenciales en un recipiente de agua (calentada o enfriada), revuelva su paño, escurra y aplíquelo. Para obtener más potencia, coloque su solución portadora en la piel; a continuación, aplique la compresión.

Músculos y articulaciones hinchados

- Mezclar en 1 onza de un aceite portador 8 gotas de manzanilla romana, 3 gotas de lavanda, 4 gotas de incienso, 3 gotas de Helichrysum (flor de papel).
- Simplicidad para la artritis o artritis reumatoide: usar incienso o cúrcuma, o mezclar tanto en un aceite o crema; dos veces al día, masajear en las articulaciones afectadas. Incienso difuso o cúrcuma cuando se desee.

Cortes

- Ponga 1-2 gotas de lavanda limpia en el corte, o
- Ponga 1-2 gotas de Helichrysum limpia en el corte, o
- Ponga 1-2 gotas de geranio rosa en el corte.
- Cada uno servirá como un agente antibacteriano y curativo. El geranio rosado tiene una acción de coagulación y ayuda a detener el sangrado. (Mantengo estos 3 en la cocina para uso práctico.) La cúrcuma hace lo mismo, y es

bueno como un seguimiento para la curación en un gel o crema.

Calambres en las piernas

- Licúe 2 gotas de menta, 4 gotas de ciprés, 2 gotas de jengibre y 2 gotas de Dulce Mejorana con 4 cucharaditas de aceite portador de su elección y masajee.
- Licúe en 15 ml de aceite de coco u otro aceite portador 5 gotas de aceite de romero, 3 gotas de aceite de lavanda, 2 gotas de cúrcuma y 6 gotas de aceite de Mejorana. Masaje en movimientos circulares.
- En una pizca, simplemente mezcle la menta en aceite de jojoba y masajee.
- Compruebe si sus niveles de calcio, magnesio y potasio están apagados o no están en equilibrio. Esto podría causar calambres, entre otras cosas.

Herpes labial

- (cortesía Aromahead.) Mezclar 30 gotas de sándalo y 3 gotas de eucalipto en 1 onza de gel de aloe vera. Ponlo en el herpes labial o área donde se está desarrollando cada hora.

Acné

- El té de arbol y la baya de enebro son dos aceites esenciales que han sido estudiados y probados con acné. Te de arbol es eficaz en el acné y la piel grasa, y la baya de enebro es un buen antibacteriano para el acné.
- Te de arbol podría ser utilizado "neat" pero hacer la prueba de parche primero. Simplemente deje caer 2-3 gotas de árbol de té sobre el acné o grano dos veces al día. De lo contrario, mezcle en jojoba que funciona bien con la piel.
- Mezcla el té de árbol y el enebro en un gel de aloe o aceite de jojoba, y úsalo como suero para aplacar el aceite y las brotes.

PESTS (Ratones, Ratas, Cucarachas)

- Estas plagas odian o temen a la menta. Ponga 4-5 gotas de menta en una bolsa de té y colóquelas en la parte posterior de los gabinetes de cocina o donde pueda haber agujeros en la pared o gabinetes (puntos de entrada). Del mismo modo, es útil contra arañas y insectos. ¡Asegúrese de que su perro o gato no pueda entrar en la bolsa de té!

Refrescar su hogar

Hemos mencionado algunos usos a lo largo del libro. Estos son solo algunos de ellos:

- Ponga 2 gotas de lavanda en su lavadora o 1 gota en el paño de la secadora al hacer ropa de cama , ¡o cualquier ropa de cama!
- Ponga 1 gota de lavanda en el lavavajillas para ayudar a desinfectar y refrescar.
- Usa tu aceite esencial favorito (limón, lima o bergamota funcionan bien) para limpiar las superficies. Ponga gotas en la botella de pulverización con agua o vinagre blanco.
- Use te de árbol en una toalla de papel para limpiar alrededor de áreas que reciben hongos o moho (dentro de áreas ocultas de lavadora, drenajes, esquinas del baño.
- Esparce tus aceites esenciales favoritos en varias habitaciones para diversas situaciones, tales como: niños enérgicos por la noche – lavanda difusa una hora antes de acostarse (y en el dormitorio si se desea). Enfermos en casa – clavo difuso o eucalipto o limón. Quiere un ambiente tranquilo – incienso difuso. Una alegre: haz una mezcla como Zen Bliss, o naranja dulce, ylang ylang, incienso o bergamota. Duelo – geranio rosa difuso. Esparce tu aceite esencial favorito.
- Hay cientos de recetas y usos más para los aceites esenciales, y espero que esto le ha dado

un punto de partida!

Vuélvete salvaje con naranja salvaje

Un aceite esencial que es realmente ideal para muchos remedios caseros, incluyendo problemas del sistema nervioso, es naranja silvestre. Lo primero que notarás en el segundo que tienes esto es que huele completamente increíble, y a la mayoría de la gente le encanta esto por el olor solo. Sin embargo, ¿sabía que hay tantas propiedades para las que puede usar esto? ¿Sabías que puedes usarlo para ayudar con la inflamación, bacterias, problemas del sistema digestivo, e incluso para ayudar con la sedación? Así es, funciona para todos estos, y definitivamente puede ayudarte en tu vida diaria. Usted puede ir salvaje con naranja silvestre, y contiene la mayoría de los beneficios que los aceites esenciales pueden darle.

También es un medio para ayudar a matar realmente las bacterias. Al eliminar unas gotas en un espacio, matará directamente a las bacterias.

Ahora, si decides usar esto en la piel, espera unas 6 horas antes de salir al sol ya que puede causar sensibilidad, y podría quemar la piel.

Si quieres un aceite esencial que huela bien y contenga muchos de los beneficios médicos que estás buscando, entonces no busques más para que la naranja silvestre esté lista para ir y salvar el día. Tener esto, utilizar esto en el cuerpo, y a partir de ahí, usted puede cosechar los beneficios de esto en el sistema, y le permitirá tener una vida mucho mejor como resultado de esto.

Acné

Gracias a la ciencia médica, sabemos que el acné es una afección de la piel agravada por cambios hormonales en el cuerpo, y no una reacción al chocolate. Limpiar la piel adecuadamente ayuda a los afectados por las imperfecciones a combatir la producción de sebo, la sustancia aceitosa que obstruye los poros. Estudios replicados en Australia e India han determinado que el aceite esencial del árbol de té es tan eficaz en la lucha contra el acné (matar las bacterias específicas que causan el acné) como el peróxido de benzoilo farmacéutico, por lo que puede luchar contra una ruptura con un natural, remedio rentable.

Para el acné

Hace 1 tratamiento

2 gotas de aceite esencial para té de árbol

1. Por la mañana, lávese la cara con agua y jabón suave y séquela con una toalla limpia.
2. Coloque 2 gotas de aceite esencial de árbol de té en un hisopo de algodón o una bola de algodón.

3. Suavemente, coloque cada grano con el hisopo de algodón o la bola.

Tratamiento nocturno del acné

Hace 10 tratamientos

30 gotas de aceite esencial de naranja

15 gotas de aceite esencial de semilla de zanahoria

5 gotas de aceite esencial de enebro

5 gotas de aceite esencial de manzanilla romana

1. En un tazón pequeño de vidrio o metal, mezcle los aceites esenciales de naranja, semilla de zanahoria, enebro y manzanilla romana limpios (sin diluir) y vierta la mezcla en una pequeña botella de vidrio de ámbar oscuro o cobalto (5 ml). Cierre bien el frasco y manténgalo cerrado hasta que esté listo para usar la mezcla.
2. Antes de acostarse, coloque 5 gotas de la mezcla de aceite en un hisopo de algodón o una bola de algodón y frote sobre su acné. Déjalo encendido durante 5 minutos y, a continuación, quita cualquier exceso con un pañuelo de tejido.

3. Aplicar todas las noches hasta que el acné se desvanezca. Almacene la mezcla restante en un lugar fresco fuera de la luz solar directa.

Piel envejecida

La exposición excesiva al sol, el tabaquismo o una dieta baja en antioxidantes pueden hacer que la piel envejezca antes y más rápidamente de lo que nos gustaría. Las propiedades astringentes y regenerativas de los aceites esenciales pueden renovar tu piel y ayudar a ralentizar el proceso de envejecimiento. He elegido aceite de almendras dulces y aceite de jojoba para aceites portadores debido a su textura suave, efectos hidratantes y aromas agradables.

Estiramiento para el envejecimiento de la piel

Hace 4 a 8 tratamientos

2 cucharadas de aceite de almendras dulces

12 gotas de aceite esencial de sándalo

8 gotas de aceite esencial de geranio

1. En un pequeño tazón de vidrio o metal, combine el aceite de almendras dulces con los aceites

esenciales de sándalo y geranio. Conservar en una botella de vidrio de 1 onza de ámbar oscuro o cobalto.

2. Después de limpiar la piel, suaviza 1 cucharadita de esta mezcla en la cara y el cuello.
3. Usar una vez al día. Almacene la mezcla restante en un lugar fresco fuera de la luz solar directa.

las arrugas de ojos de piel envejecida

Hace de 6 a 9 tratamientos

6 cucharadas de aceite de jojoba

30 gotas de aceite esencial para mirra

1. En un frasco de vidrio de 4 onzas de ámbar oscuro o cobalto, combine el aceite de jojoba y el aceite esencial de mirra. Tapar el frasco y agitar bien para combinar.
2. Con la punta del dedo, o con un hisopo de algodón, aplica suavemente unas gotas en la piel debajo de los ojos y masajea hasta que el aceite se absorba.
3. Usar una vez al día. Almacene la mezcla restante en un lugar fresco fuera de la luz solar directa.

Ambientador

¿Cómo entra ese olor rancio en tu casa? Si tiene que mantener las ventanas cerradas durante un largo invierno, todavía puede refrescar el aire en el interior con aceites esenciales. Una simple mezcla de estos aceites con agua proporcionará suficiente poder desodorizante natural para evitar que gaste dinero en ambientadores a base de productos químicos perfumados.

Spray de refrescante de aire de pino

Hace 16 onzas

2 tazas de agua

16 gotas de aceite esencial de eucalipto

16 gotas de aceite esencial de pino

16 gotas de aceite esencial para árbol de té

1. En una botella de vidrio o spray de metal, combine el agua con los aceites esenciales de eucalipto, pino y árbol de té. Tapar la botella y agitar bien para combinar.

2. Niebla este ambientador alrededor de su casa donde sea, y cuando sea, hará algo bueno.
3. Almacene la mezcla restante en un lugar fresco fuera de la luz solar directa.

NOTA: Además de los aceites esenciales utilizados en esta receta, muchas otras combinaciones de aceites esenciales también funcionarán: limón y eucalipto para un aroma limpio, o naranja, clavo de olor y sándalo para notas cálidas y brillantes.

Ira

¿Con qué frecuencia escuchamos que debemos dar un paso atrás y respirar profundamente cuando algo nos enoja? Aquí hay una manera de hacer que esa pausa para respirar sea lo más eficaz posible: Perfumarla con los efectos calmantes de la aromaterapia. Estas recetas te ayudarán a encontrar las fragancias que te traen de vuelta a la tierra, ya sea que las uses en casa, en el coche o en la oficina.

Tratamiento del difusor de la ira

Hace 1 difusión

3 gotas de manzanilla (alemán o romana) aceite esencial

3 gotas de aceite esencial de abeto bálsamo

3 gotas de aceite esencial de rosa

3 gotas de aceite esencial de sándalo

1. Al agua del difusor, agregue los aceites esenciales de manzanilla, abeto balsámico, rosa y sándalo y

enciéndalo. Deje que el difusor funcione durante al menos 15 minutos. Respirar.

Mezcla de spray para la ira

Hace 1 onza

2 cucharadas de agua destilada

3 gotas de aceite esencial de lavanda

1 gota de aceite esencial de salvia de salvia

1 gota de aceite esencial de gálbano

1 gota de aceite esencial de menta

1. En una botella de vidrio de 1 onza o en aerosol de metal, combine el agua con los aceites esenciales de lavanda, salvia, gálbano y menta. Tapar la botella y agitar bien para combinar.
2. Rocíe esta mezcla en casa, en el coche, o úsela (judicialmente) en un área de su lugar de trabajo donde pueda disfrutarla sin objeciones de sus compañeros de trabajo. Si tiene una oficina con una puerta, cierre la puerta antes de rociar.
3. Almacene la mezcla restante en un lugar fresco fuera de la luz solar directa hasta que la necesite de nuevo.

Ansiedad

Muchos aceites esenciales pueden ayudar a aliviar la ansiedad que viene con el trabajo diario y la vida. Las soluciones sugeridas aquí pueden traer relajación y liberación cuando los eventos del día abruman su sensación de bienestar. La leche ayuda a la absorción de los aceites en el agua del baño, para que no floten en la parte superior.

Baño liberador de ansiedad

Hace 1 tratamiento

1/2 taza de leche

4 gotas de aceite esencial de sándalo

1 gota de aceite esencial ylang-ylang

En un tazón pequeño de vidrio o metal, mezcle la leche con los aceites esenciales de sándalo y ylang-ylang.

Correr un baño caliente y luego añadir la leche y los aceites al agua tibia.

Entra, respira los aromas y relájate.

Spray para reducir la ansiedad

Hace 2 onzas

4 cucharadas de agua destilada

6 gotas de aceite esencial de lavanda

2 gotas de aceite esencial de madera de cedro

2 gotas de aceite esencial de geranio

2 gotas de aceite esencial de menta

1. En una botella de vidrio de 4 onzas o spray de metal, mezcle el agua con los aceites esenciales de lavanda, madera de cedro, geranio y menta. Tapar la botella y agitar bien para combinar.
2. Rocíe 2 o 3 bombas en su casa o coche, según sea necesario.
3. Almacene la mezcla restante en un lugar fresco fuera de la luz solar directa. Recuerde agitar de nuevo antes de cada uso.

Artritis

Dondequiera que el dolor de la artritis golpee, una aplicación tópica de aceites esenciales con sus propiedades antiinflamatorias puede ayudar a aliviar las articulaciones rígidas y doloridas. Los aceites esenciales de clavo de olor y sándalo también pueden proporcionar un alivio penetrante del dolor. Además de los aceites esenciales bíblicos, añadir onagra de noche, un aceite portador que es uno de los aceites antiinflamatorios más eficaces de la naturaleza. Si no se dispone de onagra, el aceite de jojoba o el aceite de almendras dulces son buenos sustitutos.

Frotar para aliviar el dolor de la artritis

Realiza 6 tratamientos

2 cucharadas de aceite de onagra

15 gotas de aceite esencial de clavo de olor

15 gotas de aceite esencial de sándalo

1. En una botella de vidrio de 2 onzas de ámbar oscuro o cobalto, mezcle el aceite de onagra con

los aceites esenciales de clavo de olor y sándalo. Tapar la botella y agitar bien para combinar.

2. Aplicar aproximadamente 1 cucharadita de esta mezcla directamente en la zona afectada y masajearla en la piel.
3. Repita según sea necesario para el dolor. Almacene la mezcla restante en un lugar fresco fuera de la luz solar directa.

frotar en frio para la artritis

Realiza 12 tratamientos

4 cucharadas de aceite de onagra

24 gotas de aceite esencial de eucalipto

24 gotas de aceite esencial de abeto bálsamo

12 gotas de aceite esencial de menta

1. En una botella de vidrio de 4 onzas de ámbar oscuro o cobalto, mezcle el aceite de onagra con el eucalipto, el abeto balsámico y los aceites esenciales de menta. Tapar la botella y agitar bien para combinar.

2. Aplicar 1 cucharadita de esta mezcla directamente en la zona afectada y masajearla en la piel.
3. Almacene la mezcla restante en un lugar fresco fuera de la luz solar directa.

Asma

Nada es más aterrador que ver a su hijo con asma luchar para respirar, o sentir la restricción en sus propias vías respiratorias. Los aceites esenciales pueden ayudar a aliviar los síntomas del asma a través de la inhalación, especialmente cuando se activan con calor. Un ataque de asma puede ser mortal, por lo que si el uso de estos métodos no mejora la respiración, use sus medicamentos recetados y busque la ayuda de su médico o visite una sala de emergencias, según sea necesario. Todavía puede utilizar los siguientes métodos para complementar las instrucciones de su médico, pero restaurar la respiración es la primera prioridad.

Alivio del vapor para el asma

Hace 1 tratamiento

3 tazas de agua

1/2 cucharadita (25 gotas) de aceite esencial de eucalipto

1. En una olla pequeña a fuego alto, calienta el agua hasta que se cocine a fuego lento.
2. Apague el calor y agregue el aceite esencial de eucalipto.

3. Coloque un través o una almohadilla caliente en una superficie sobre la que pueda doblar la cabeza. Coloque la olla en el trivet. Cúbrase la cabeza con una toalla y agáchese sobre el agua humeante, usando la toalla para atrapar el vapor. Respira profundamente.
4. Sube a tomar aire fresco cuando lo necesites, y continúa respirando el vapor hasta que el agua se enfríe.
5. Haz esto tan a menudo como quieras, refrescando el agua con agua caliente nueva y aceite esencial de eucalipto.

NOTA : Puede sustituir el aceite esencial de lavanda o menta por el eucalipto.

Masaje de vapor de asma

Realiza 4 tratamientos

1/4 de taza de aceite de oliva

12 gotas de aceite esencial de lavanda

8 gotas de aceite esencial de geranio

2 gotas de aceite esencial de incienso

2 gotas de aceite esencial de menta

1. En una botella de vidrio de 4 onzas de ámbar oscuro o cobalto, combine el aceite de oliva con los aceites esenciales de lavanda, geranio, incienso y menta. Tapar la botella y agitar bien para combinar.
2. Frote aproximadamente 1 cucharada de la mezcla sobre el pecho. Este remedio es particularmente eficaz justo antes de acostarse, por lo que después de la aplicación, cubrir con una camiseta vieja o una camisa de pijama.
3. Almacene la mezcla restante en un lugar fresco fuera de la luz solar directa.

Dolor de espalda

Si sabes que tu dolor de espalda proviene de las horas que pasas de pie en el trabajo, el nuevo entrenamiento que tomaste con un poco demasiado entusiasmo, o la noche demasiado tarde que pasaste en el teclado, estos remedios te ayudarán a aflojar los músculos y quitar el dolor. Sin embargo, si tienes una rotura de disco o una lesión grave, consulta con tu médico antes de comenzar cualquier plan de atención alternativo.

frote y alivie el dolor de espalda

Hace de 3 a 4 tratamientos

2 cucharadas de aceite de oliva

Aceite esencial de alambre de 10 gotas

10 gotas de aceite esencial de romero

6 gotas de aceite esencial de lavanda

4 gotas de aceite esencial de casia

4 gotas de aceite esencial de eucalipto

1. En un tazón pequeño de vidrio o metal, mezcle el aceite de oliva con los aceites esenciales de álamos, romero, lavanda, casia y eucalipto.
2. Frota (o haz que alguien frote) parte de la mezcla en los músculos doloridos de la espalda.
3. Haga esto dos veces al día hasta que el dolor disminuya. Almacene la mezcla restante en una botella de vidrio de 1 onza de ámbar oscuro o cobalto en un lugar fresco fuera de la luz solar directa.

Remojo para el dolor de espalda

Hace 1 tratamiento

1/2 taza de sal de Epsom

10 gotas de aceite esencial de salvia de esclarea

10 gotas de aceite esencial de lavanda

1. En un tazón pequeño de vidrio o metal, usa una cuchara para combinar la sal de Epsom con los aceites esenciales de salvia y lavanda.
2. Corre un baño caliente. Agregue la mezcla de sal al agua de una vez
3. Remoje en la bañera durante 15 a 20 minutos.

Cuidado del baño

Si los olores de amoníaco y cloro no te atraen, varios aceites esenciales y bicarbonato de sodio inodoro pueden cambiar la forma en que limpias y desinfectas tu baño.

Spray de lechada de baño

Hace 16 onzas

2 tazas de agua

2 cucharaditas (200 gotas) de aceite esencial para árbol de té

1. En una botella de vidrio o spray de metal, mezcle el agua y el aceite esencial del árbol de té. Tapar la botella y agitar bien para combinar.
2. Spritz la mezcla en lechada o calafateo que ha picado. No lo enjuagues, deja que funcione en las manchas. Repita según sea necesario para derrotar el moho y el moho.
3. Almacene la mezcla restante en un lugar fresco fuera de la luz solar directa.

Limpiador de bañera

Hace 1 aplicación

1 taza de bicarbonato de sodio

24 gotas de aceite esencial de pomelo

24 gotas de aceite esencial para árbol de té

1. En un tazón mediano de vidrio o metal, mezcle el bicarbonato de sodio con los aceites esenciales de pomelo y árbol de té.
2. Espolvorea este polvo en la bañera y frota con una esponja o cepillo.
3. Enjuagar con agua. La acumulación de jabón ceroso se enjuagará.

Limpiador de aseo

Hace 20 onzas (6 a 10 usos)

2 1/4 tazas de agua

1/4 de taza de jabón de castilla líquido sin aroma

4 gotas de aceite esencial de lavanda

4 gotas de aceite esencial de limón

4 gotas de aceite esencial para árbol de té

1. En una botella de vidrio de 32 onzas o spray de metal, combine el agua, el jabón de castilla y los aceites esenciales de lavanda, limón y árbol de té. Tapar la botella y agitar bien para combinar.
2. Rocíe esto en su inodoro y frota con un cepillo.
3. Enjuague para enjuagar. Almacene la mezcla restante en un lugar fresco fuera de la luz solar directa.

Ampollas

Cuando el líquido queda atrapado debajo de la piel, forma una ampolla, como una burbuja en la superficie. Las ampollas pueden ser dolorosas cuando estallan y el tejido subyacente puede infectarse. A veces estas burbujas se forman como resultado del herpes simple o el pie de atleta. He aquí cómo evitar que se conviertan en algo más que una molestia.

Tratamiento desinfectante de Blister

Hace 5 tratamientos

10 gotas de aceite portador de elección

5 gotas de benzoína (onycha) aceite esencial

5 gotas de aceite esencial de lavanda

5 gotas de aceite esencial de mirto

1. En una pequeña botella de vidrio de ámbar oscuro o cobalto (5 ml), agregue el aceite portador seguido de los aceites esenciales de

benzoína, lavanda y mirto. Tapar la botella y agitar bien para combinar.

2. Aplicar unas 5 gotas en un hisopo de algodón y dar palmaditas suavemente en la piel rota, poniendo el aceite debajo de la piel rota y en contacto con la capa expuesta.
3. Cubra con un vendaje adhesivo o use una piel de mole en forma de rosquilla para proteger el área si necesita usar zapatos.
4. Aplicar dos veces al día hasta que se cierre la piel con ampollas. Almacene la mezcla restante en un lugar fresco fuera de la luz solar directa.

Cuidado interino de Blister

Hace 1 tratamiento

1 a 2 gotas de manzanilla alemana o aceite esencial de incienso

1. Una vez que la piel muerta se haya levantado naturalmente lejos de la mancha con ampollas, recórtela cuidadosamente.
2. Trata la nueva piel debajo con 1 a 2 gotas de aceite esencial diariamente hasta que se endurezca.

Hinchazón

La molestia leve a grave de la hinchazón puede ser un síntoma de muchas cosas: indigestión general, alergias o sensibilidades alimentarias, obstrucción intestinal o incluso enfermedad grave. El aceite esencial de limón actúa como un diurético natural, que puede ayudar a que las cosas se muevan de nuevo; el cilantro y la menta tienen propiedades que alivian el gas y la hinchazón. Si el tiempo y el remedio natural proporcionado aquí no alivian la situación, busque la ayuda de su médico.

alivio de la hinchazón

Hace 1 tratamiento

6 gotas de aceite de oliva

2 gotas de aceite esencial de cilantro

2 gotas de aceite esencial de limón

2 gotas de aceite esencial de menta

1. En un tazón pequeño de vidrio o metal, mezcle el aceite de oliva con los aceites esenciales de cilantro, limón y menta.

2. Con las yemas de los dedos, aplique la mezcla en el sentido de las agujas del reloj hacia el abdomen.
3. Acuéstate a tu lado izquierdo durante 15 minutos. Respira los aromas de los aceites esenciales para ampliar su eficacia y ayudarte a relajarte.

Olor corporal

El olor corporal proviene de bacterias que prosperan en el cuerpo cuando sudas, por lo que las personas que son más activas físicamente son más propensas a producir un olor. Puede usar desodorantes comerciales para combatir esto, pero los aceites esenciales proporcionan una opción natural que puede ser una mejor opción para su estilo de vida.

Spray desodorante

Hace 3 onzas (5 a 6 aplicaciones)

6 cucharadas de alcohol de grano

30 gotas de aceite esencial para té de árbol

1. En una botella de vidrio de 4 onzas o spray de metal, mezcle el alcohol con el aceite esencial del árbol de té. Tapar la botella y agitar bien para combinar.
2. Rocíe esto en las axilas limpias después de ducharse. Almacene la mezcla restante en un lugar fresco fuera de la luz solar directa.

NOTA: Para el alcohol de grano, recomiendo Everclear. Además del aceite esencial del árbol de té utilizado en esta receta, los aceites esenciales de lavanda, limón, pino o menta también son antibacterianos, y funcionarán bien si lo prefieres.

Desodorante Stick

Hace 1 palo de desodorante

1/4 de taza de bicarbonato de sodio sin aluminio

1/4 de taza de raíz de flecha o almidón de maíz

5 gotas de uno de los siguientes aceites esenciales antibacterianos:

aceite esencial de comino

aceite esencial de geranio

aceite esencial de lavanda

aceite esencial de limón

aceite esencial de cal

aceite esencial de pino

aceite esencial de menta

aceite esencial de tomillo

3 a 5 cucharadas de aceite de coco

1 recipiente desodorante de palito vacío

1. En un tazón pequeño de vidrio o metal, mezcle el bicarbonato de sodio y la raíz de flecha con el aceite esencial de su elección.
2. Una cucharada a la vez, agregue el aceite de coco y mezcle con una batidora de pastelería hasta que esté completamente mezclado en una consistencia de pasta. Presione esto en su recipiente de desodorante y deje reposar hasta que el aceite de coco se solidifique.
3. Aplicar según sea necesario. Almacene la mezcla restante en un lugar fresco fuera de la luz solar directa.

Varilla desodorante para climas calientes

Hace 1 palo de desodorante

11.2 cucharaditas de aceite de semilla de uva

3/4 de cucharadita de manteca de karité

3/4 de cucharadita de glicerina vegetal

1 cucharada de bicarbonato de sodio

3 gotas de aceite esencial de casia o absoluto

3 gotas de aceite esencial de eucalipto

3 gotas de aceite esencial de menta

3 gotas de aceite esencial de pino

3 gotas de aceite esencial de cistus

1. En un tazón pequeño de vidrio o metal, combine el aceite de semilla de uva, la manteca de karité y la glicerina.
2. Microondas durante 10 segundos en alto, o hasta que la manteca de karité se derrita.
3. Agregue el bicarbonato de sodio y los aceites esenciales de casia, eucalipto, menta, pino y cistus. Vierta la mezcla en un recipiente de desodorante vacío.
4. Refrigere hasta que se solidifique y manténgalo refrigerado entre usos.

NOTA: Este desodorante es especialmente bueno para su uso en climas cálidos porque la manteca de karité trabaja para combatir el olor a altas temperaturas.

Bronquitis

Cuando el sistema respiratorio se inflama con la enfermedad respiratoria conocida como bronquitis, produce exceso de moco y largos espasmos de tos. La bronquitis puede empeorar y provocar neumonía, y puede ser un indicador de una afección más grave, como la enfermedad pulmonar obstructiva crónica. El eucalipto y el romero son eficaces para abrir pasajes bronquiales restringidos, por lo que el tratamiento directo puede ser útil. Si su caso no responde a estos tratamientos en uno o dos días, busque el consejo de su médico.

Difusión de eucalipto de bronquitis

Hace 1 difusión

5 gotas de aceite esencial de eucalipto

1. A un difusor, agregue el aceite esencial de eucalipto. Lleve el difusor a un espacio contenido, como un dormitorio cerrado.
2. Encienda el difusor y déjelo correr hasta que todo el aceite se haya difuminado.

Tratamiento de vapor de bronquitis

Hace 1 tratamiento

3 tazas de agua

1/2 cucharadita (25 gotas) de eucalipto o aceite esencial de romero

1. En una cacerola pequeña a fuego alto, calienta el agua a fuego lento.
2. Apague el calor y agregue el aceite esencial de eucalipto.
3. Coloque un trivet o una almohadilla caliente en una superficie sobre la que pueda doblar la cabeza. Coloque la olla en el trivet. Cúbrase la cabeza con una toalla y agáchese sobre el agua humeante, usando la toalla para atrapar el vapor. Respira profundamente.
4. Sube a tomar aire fresco cuando lo necesites, y continúa respirando el vapor hasta que el agua se enfríe.
5. Haz esto tan a menudo como quieras, refrescando el agua con agua caliente nueva y aceite esencial.

Picaduras de insectos

Cuando los mosquitos pican, queremos alivio lo más rápido que podamos conseguirlo. Los aceites esenciales con propiedades antipicor pueden resolver este problema en cuestión de minutos, y se pueden aplicar tan a menudo como sea necesario hasta que desaparezcan las protuberancias. Las picaduras de abejas son un problema más grave: pueden causar dolor, fiebre e incluso dolores de cabeza, y las personas alérgicas a ellas pueden tener reacciones más peligrosas. Si el aguijón permanece en la herida, puede crear mayor dolor e hinchazón. Compruebe primero con una lupa y retire la aguijón con pinzas, o raspando con una tarjeta de crédito. Cuando el aguijón se ha ido, aplicar un aceite esencial que tiene propiedades antihistamínicos y antiinflamatorios.

Tratamiento de picazón de mordedura de insectos

Hace 1 tratamiento

1 gota de lavanda, menta o aceite esencial verde invernal

1. Aplicar 1 gota del aceite esencial de elección directamente en la picadura cada 15 minutos durante la primera hora después de la picadura. Los 3 aceites enumerados tienen propiedades

antipruríticas (anti-picor), por lo que aliviarán la incomodidad de la picadura de insectos.

2. Después de la primera hora, aplica 1 gota de cualquiera de estos aceites 3 veces al día hasta que la picadura deje de molestarte.

Compresa fría de la picadura de abeja

Hace 1 tratamiento

2 tazas de agua fría

10 gotas de aceite esencial de galbano

1 gota de manzanilla (alemán o romano) aceite esencial

1. En un tazón mediano de vidrio o metal o en una cuenca baja, mezcle el agua y el aceite esencial de galbano.
2. Remoje una toalla de mano en el agua, lo que le permite absorber el líquido.
3. Escurra la toalla y colóquela en la picadura de la abeja. Envuélvalo en su lugar con una toalla de segunda mano y una envoltura de plástico.
4. Si puedes, deja esto encendido durante varias horas (cambia la compresa con una fresca a medida que se calienta), y derrotarás la hinchazón y calmarás el dolor.
5. Una vez que retire la compresa, aplique 1 gota de aceite esencial de manzanilla sin diluir, 3 veces al día, directamente en la ubicación de la picadura.

Repelente de insectos

Aquí encontrará información para mantener a raya a los mosquitos y otros insectos que muerden. Citronella es bien conocido como un repelente de mosquitos eficaz, y se puede comprar velas, aceite de lámpara, y un número de otros productos que lo dispensan. En el primer remedio a continuación, obtiene un impulso de un número de otros aceites eficaces de la naturaleza. Si bien pocas sustancias son tan eficaces para perseguir mosquitos como el químico conocido como DEET, la citronela también está científicamente probada para protegerse de los insectos, especialmente cuando se mezcla con extracto de vainilla puro (el mismo tipo que usas en la cocción, pero asegúrate de que sea puro vainilla y no imitación).

Repelente de inscctos naturales

Realiza 2 o 3 aplicaciones

2 cucharadas de alcohol de grano o alcohol para frotar

12 gotas de aceite esencial de citronela

12 gotas de aceite esencial de eucalipto

6 gotas de aceite esencial de madera de cedro

6 gotas de aceite esencial de geranio

1. En un tazón pequeño de vidrio o metal, mezcle el alcohol con los aceites esenciales de citronela, eucalipto, madera de cedro y geranio. Revuelva para combinar bien. Transfiera a una botella de vidrio de 2 onzas o a una botella de aerosol de metal.
2. Aplicar con moderación sobre la piel, ya que está altamente concentrado.
3. Utilícelo según sea necesario en la ropa (excepto la seda, que se teñirá al contacto) y en el borde de su sombrero en lugar de aplicar sobre su piel.
4. Almacene cualquier repelente restante en una botella de vidrio de 1 onza de ámbar oscuro o cobalto en un lugar fresco fuera de la luz solar directa hasta que lo necesite de nuevo.

NOTA: Para el alcohol de grano, recomiendo Everclear.

Repelente de insectos de citronella y vainilla

Hace 8 onzas

1 taza de agua

1 cucharada de extracto puro de vainilla

6 gotas de aceite esencial de lavanda

4 gotas de aceite esencial de hierba de limón

3 gotas de aceite esencial de citronela

2 gotas de aceite esencial de jengibre

1. En una botella de vidrio de 12 onzas o spray de metal, combine el agua con el extracto de vainilla y los aceites esenciales de lavanda, hierba de limón, citronela y jengibre. Tapar la botella y agitar bien para combinar.
2. Rocíe sobre su piel y ropa (pero no seda, que se manchará al contacto) y alrededor del borde de su sombrero.

No rocíe en su cara.

3. Repita según sea necesario para disuadir a los mosquitos. Almacene la mezcla restante en un lugar fresco fuera de la luz solar directa.

Celulitis

Las mujeres tienden a tener más grasa corporal que los hombres, y la piel de una mujer tiene una capa externa más delgada que la piel de un hombre. Cuando los paquetes de grasa en la piel de las mujeres justo debajo de la epidermis se agrandan, se convierten en la piel visible del "queso de la casa" que conocemos como celulitis. Lamentablemente, no se ha descubierto ningún método que haga desaparecer la celulitis, pero algunos aceites esenciales pueden ayudar a descomponerla y hacerla menos visible.

Masaje diario de celulitis

Hace 8 onzas (10 a 14 tratamientos)

1 taza de aceite de semilla de uva

20 gotas de aceite esencial de inidón

20 gotas de aceite esencial de enebro

10 gotas de una de las siguientes:

aceite esencial de ciprés

aceite esencial de pomelo

aceite esencial de limón

aceite esencial de romero

aceite esencial de salvia

1. En un pequeño tazón de vidrio o metal, combine el aceite de semilla de uva con los aceites esenciales de inino y enebro, y el aceite esencial de elección. Mezcla bien.
2. Antes de usar el aceite de masaje, usa un cepillo de cuerpo seco (como un cepillo de sisal) para cepillar suavemente las zonas afectadas por la celulitis del cuerpo hasta que la piel esté rosada.
3. Diariamente, masajee el aceite en sus áreas de celulitis durante 10 minutos para disminuir su apariencia.
4. Almacene la mezcla restante en una botella o frasco de vidrio de ámbar oscuro o cobalto en un lugar fresco fuera de la luz solar directa.

Tratamiento de Celulitis Helichrysum

Hace 1 tratamiento

1 cucharada de aceite de oliva

5 gotas de aceite esencial de helichrysum

1. En un tazón pequeño de vidrio o metal, mezcle el aceite de oliva y el aceite esencial de helichrysum.
2. Diariamente, masajea esta mezcla en las áreas problemáticas de la celulitis hasta que se absorba en la piel y veas resultados.

NOTA: El aceite esencial de Helichrysum es un antiinflamatorio natural, por lo que es eficaz para una amplia gama de problemas de la piel. Si no estás viendo los resultados que quieres de tu masaje diario (y ya te has quitado algo de peso y estás haciendo ejercicio regularmente), prueba a agregar esto a tu régimen diario.

Labios agrietados

Ya sea que vivas en un clima con seis meses de invierno amargo o en el desierto seco, sabes qué malestar pueden crear los labios agrietados. Estos sencillos remedios te dan un alivio hidratante junto con los poderes regeneradores de los aceites esenciales. El que usas es enteramente una cuestión de preferencia personal; algunas personas prefieren el gel de aloe vera claro y brillante en sus labios, mientras que otros como la riqueza de la manteca de karité.

Gel de labios agrietados

Hace 1 tratamiento

1 gel de aloe vera de gota grande

1 gota de incienso o aceite esencial de mirra

1. Coloque 1 gota de gel de aloe vera en el dedo índice.
2. Agregue 1 gota de su aceite esencial de su elección.
3. Suave entre el dedo y el pulgar para mezclar.

4. Aplíquelos en los labios. Repita con la frecuencia que desee para combatir la sequedad y el agrietamiento.

Manteca de karité para labios agrietados

Hace 1 tratamiento

1 manteca de karité de 1 yema de los dedos (aproximadamente 1/4 de cucharadita)

1 gota de aceite esencial de cistus

1. Coloque la manteca de karité en el dedo índice.
2. Añadir 1 gota de aceite esencial de cistus.
3. Suave entre el dedo y el pulgar para mezclar.
4. Aplíquelos en los labios. Repita con la frecuencia que desee para combatir la sequedad y el agrietamiento.

NOTA : Si no tiene aceite esencial de cistus, funcionará la lavanda, la mirra o el aceite esencial de incienso.

Sabañones

Si has estado expuesto a afecciones frías y húmedas durante largos períodos, es posible que conozcas la incomodidad de los sabañones, también conocido como pernio. Las manchas pequeñas, hinchadas y con picazón en los dedos de las manos, los dedos de los pies, las orejas y la nariz no son potencialmente mortales, pero pueden ser una molestia.

Tratamiento de capas de chilblains

Hace 1 tratamiento

1 gota de aceite esencial para mirra

1 gota de aceite esencial de lavanda

1 gota de aceite esencial de helichrysum

3 gotas de aceite de almendras dulces

1. Con las yemas de los dedos, aplique el aceite esencial de mirra en la zona afectada.
2. A continuación, aplicar el aceite esencial de lavanda en la parte superior de la mirra.
3. Ahora aplique el aceite esencial de helichrysum sobre la lavanda.

4. Cubra estos con el aceite de almendras dulces.
5. Repita esto hasta 4 veces al día hasta que los sabañones se curen.

Relajante sándalo y cedros baño para chilblains

Hace 5 tratamientos

5 cucharadas de aceite de caléndula

6 gotas de aceite esencial de madera de cedro

6 gotas de aceite esencial de lavanda

6 gotas de aceite esencial de sándalo

1. En una botella de vidrio de 4 onzas de ámbar oscuro o cobalto, combine el aceite de caléndula con los aceites esenciales de madera de cedro, lavanda y sándalo. Tapar la botella y agitar bien para combinar.
2. Ejecuta un baño caliente y, mientras el agua está corriendo, agrega 1 cucharada de la mezcla al agua tibia.
3. Remoje durante al menos 15 minutos.
4. Repita diariamente hasta que los sabañones se curen.
5. Almacene el aceite de baño restante en un lugar fresco fuera de la luz solar directa.

Resfriados y gripe

Los estornudos, los olfatos, la congestión respiratoria superior, la tos y la fiebre de bajo grado son síntomas comunes de la enfermedad más ubicua y contagiosa del mundo. No hay cura para el resfriado común y no hay manera fácil de combatir la gripe, pero puede armarse contra la próxima embestida manteniendo algunos aceites esenciales antivirales y que combaten los síntomas a mano, incluyendo eucalipto, abeto, incienso, lavanda, limón, mirra, mirto, menta, y el té de arbol.

Vapor de lucha contra el frío y la gripe

Hace 1 tratamiento

1 a 11/2 tazas de agua caliente al vapor

1 gota de aceite esencial de abeto bálsamo

1 gota de aceite esencial de lavanda

1 gota de aceite esencial para mirra

1 gota de aceite esencial para árbol de té

1. En un recipiente mediano de vidrio o metal sobre una superficie a prueba de calor, vierta el agua caliente.
2. Agregue los aceites esenciales de abeto, lavanda, mirra y árbol de té.
3. Coloque un trivet o una almohadilla caliente en una superficie sobre la que pueda doblar la cabeza. Coloque el tazón en el trivet. Cúbrase la cabeza con una toalla y agáchese sobre el agua humeante, usando la toalla para atrapar el vapor. Respira profundamente.
4. Sube a tomar aire fresco cuando lo necesites, y continúa respirando el vapor hasta que el agua se enfríe.
5. Repita este proceso tantas veces como desee.

Vapor para resfriados y gripe

Hace 5 tratamientos

2 cucharadas de aceite de almendras dulces o aceite de jojoba

15 gotas de aceite esencial de romero

10 gotas de aceite esencial de eucalipto

5 gotas de aceite esencial de limón

1. En una botella de vidrio de 2 onzas de ámbar oscuro o cobalto, combine el aceite de almendras dulces con los aceites esenciales de romero, eucalipto y limón.
2. Frota suavemente esta mezcla en el pecho, el cuello, los pómulos y alrededor de la nariz, siguiendo la línea de las cavidades
3. Repita de 2 a 3 veces al día hasta que los síntomas despejen. Almacene la mezcla restante en un lugar fresco fuera de la luz solar directa.

Cólico

Cuando tu bebé llora incontrolablemente durante horas a la vez, y continúa llorando así más de tres días a la semana durante varias semanas seguidas, tiene cólicos y tienes noches sin dormir y altos niveles de estrés. La condición no es permanente, pero ningún padre puede soportar oír llorar a su bebé sin hacer algo para calmarla.

Masaje cólico

Hace 1 tratamiento

1 cucharadita de aceite de almendras dulces

1 gota de aceite esencial de geranio

1 gota de aceite esencial de lavanda

1. En la palma de la mano, mezcla el aceite de almendras dulces con los aceites esenciales de geranio y lavanda hasta que estén calientes.
2. Con un poco de aceite en las yemas de los dedos, frota suavemente esta mezcla en un movimiento circular en el sentido de las agujas del reloj en el estómago de tu bebé.

3. Cuando el bebé se vuelva más tranquilo, gírelo sobre su estómago y continúe con el suave masaje en su espalda.

Compresa caliente para el colico

Hace 1 compresión

2 tazas de agua tibia

1 gota de aceite esencial de lavanda

1. En un pequeño tazón de vidrio o metal, combine el agua y el aceite esencial de lavanda.
2. Coloque un paño sobre la superficie del agua y deje que se sature.
3. Levante el paño del agua y retorcer el exceso de agua.
4. Mientras tu bebé se acuesta boca arriba, coloca la compresa húmeda sobre su estómago. Una vez que la compresa se enfríe hasta el punto de que ya no mantiene a su bebé caliente y cómodo, retírelo.
5. Si el llanto comienza de nuevo, repita el proceso.

Conjuntivitis

La conjuntivitis, o "ojo rosado", es una infección de la membrana transparente que cubre la parte blanca del ojo. No sólo es irritante, también es altamente contagioso, y los niños a menudo lo pasan de uno a otro. Usted puede tomar medidas para aliviar la picazón y el dolor usando compresas calientes y aceite esencial de rosa, pero cualquier cosa que utilice debe ser desinfectada inmediatamente para evitar que se propague la infección a otras personas de la familia.

Compresión de conjuntivitis

Hace 1 compresión

2 tazas de agua tibia

5 gotas de aceite esencial de rosa

1. En un pequeño tazón de vidrio o metal, combine el agua y el aceite esencial de rosa.
2. Coloque un paño sobre la superficie del agua y deje que se sature.
3. Levante el paño del agua y retorcer el exceso de agua.
4. Coloque la compresa húmeda sobre el ojo afectado. (Puede ser más fácil tener a su hijo

acostado para esto, o que usted se acueste si usted es el afectado.)

5. Cuando la compresa se enfríe hasta el punto en que ya no se siente caliente, retírela. Lávese inmediatamente la compresa con jabón y agua caliente, y lávese las manos también.
6. Repita el proceso tantas veces como desee. Si la afección no se aclara en 2 a 3 días, consulta con el médico. La infección puede ser bacteriana en lugar de viral, y pueden ser necesarios antibióticos.

Tos

Los resfriados, las alergias y el goteo postnasal pueden crear un cosquilleo molesto que simplemente no parece desaparecer. Las gotas de tos hechas con miel pueden ser remedios naturales eficaces. Si bien no se debe tomar aceite esencial internamente, puede calmar la tos con su vaporizador y una gama de aceites esenciales, y los roces de garganta y pecho pueden penetrar para ayudar a limpiar la fuente de las cosquillas.

frote torácico para la tos

Hace 5 tratamientos

2 cucharadas de aceite de oliva

15 gotas de aceite esencial de eucalipto

10 gotas de aceite esencial de abeto bálsamo

1. En una botella o frasco de vidrio de 2 onzas de ámbar oscuro o cobalto, combine el aceite de oliva con los aceites esenciales de eucalipto y abeto balsámico.
2. Frota esta mezcla sobre el pecho y la garganta.

3. Repita como desee. Almacene la mezcla restante en un lugar fresco fuera de la luz solar directa.

Vapor para la Tos Congestión

Hace 1 tratamiento

3 gotas cada una de 1 o más de lo siguiente:

Aceite esencial de manzanilla (alemán o romano)

aceite esencial de incienso

aceite esencial de jengibre

aceite esencial de lavanda

aceite esencial de orégano

aceite esencial de sándalo

aceite esencial del té de árbol

1. Al agua de su vaporizador, agregue los aceites esenciales de su elección y enciéndalo.
2. Permanezca en la habitación con el vaporizador funcionando durante al menos 15 minutos cada hora.
3. Repita el proceso tantas veces como desee.

Costra láctea en bebes

Se ve potencialmente preocupante para los nuevos padres, pero la costra láctea es una dolencia muy común que los niños crecen después de la edad de uno. La corteza de las células muertas de la piel se puede remediar con un bálsamo simple que mata las bacterias cuando se masajea suavemente en el cuero cabelludo de su bebé.

Tratamiento del cuero cabelludo

Hace 1 tratamiento

1 cucharadita de aceite de jojoba

2 gotas de geranio o aceite esencial de geranio rosa

1. En la palma de la mano, combine el aceite de jojoba con el aceite esencial de geranio. Frote ambas palmas para calentar los aceites.
2. Aplica suavemente la mezcla en el cuero cabelludo de tu bebé. Tenga cuidado de no poner nada de aceite en sus ojos.
3. Con un cepillo para bebés, frote suavemente el aceite en la zona afectada.
4. Repita esto 3 veces al día hasta que la condición se aclare.

Cortes y rasguños

Utilice las cualidades antisépticas y antibacterianas de los aceites esenciales en lugar de cremas comerciales de primeros auxilios para cortes y rasguños menores. Muchos aceites esenciales pueden prevenir la infección y permitir que la herida sane de forma natural y eficaz, sin el aguijón de un desinfectante a base de alcohol.

Lavado para cortes menores

Hace 1 tratamiento

Agua caliente

3 gotas de una de las siguientes:

aceite esencial de eucalipto

aceite esencial de lavanda

aceite esencial de limón

aceite esencial de pino

aceite esencial de sándalo

aceite esencial del té de árbol

1. Llene un fregadero o un tazón grande de vidrio o metal con agua tibia.
2. Añadir 3 gotas del aceite esencial de elección.
3. Bañe el corte o raspa en el agua, luego seque con una toalla limpia.

Tratamiento para cortes y rasguños

Hace 1 tratamiento

1 o 2 gotas de uno de los siguientes aceites esenciales antibacterianos:

aceite esencial de eucalipto

aceite esencial de lavanda

aceite esencial de limón

aceite esencial de pino

aceite esencial de sándalo

aceite esencial del té de árbol

1. Coloque 1 o 2 gotas del aceite esencial de elección directamente en el corte o raspado.

2. Si existe la posibilidad de que la herida recoja la suciedad, utilice materiales estériles para vendar el corte o raspar.
3. Cambiar el vendaje diariamente, y volver a aplicar el aceite esencial, limpio, con cada vendaje nuevo.

NOTA: Los aceites esenciales de eucalipto, lavanda y árbol de té son calmantes, así como buenos escudos contra la infección.

Pañalitis

Si no te gusta la idea de usar productos comerciales para la erupción del pañal en la piel sensible de tu bebé, los aceites esenciales proporcionan una alternativa. Estas son las opciones que enfriarán la erupción y brindarán comodidad a su bebé.

Lavado relajante para la pañalitis

Hace 20 tratamientos

10 gotas de aceite esencial de lavanda

10 gotas de aceite esencial de flecha

2 tazas de agua tibia

1. En una pequeña botella de vidrio de ámbar oscuro o cobalto (5 ml), mezcle los aceites esenciales de lavanda y gorrión. Tapar la botella y agitar bien para combinar.
2. En un tazón mediano de vidrio o metal, combine el agua con 1 gota de la mezcla de aceite esencial de lavanda y flecha.
3. Remoje un paño suave en el agua tibia, escurra y úselo para limpiar a su bebé.

4. Seca el área del pañal y usa una bola de algodón para aplicar agua adicional tratada con aceite en la parte inferior de tu bebé.
5. Almacene la mezcla de aceite restante en un lugar fresco fuera de la luz solar directa hasta que sea necesario.

Protección para la pañalitis

Hace 20 tratamientos

10 gotas de aceite esencial de lavanda

10 gotas de aceite esencial de flecha

4 cucharaditas de aceite de almendras dulces o aceite de jojoba

1. En una pequeña botella de vidrio de ámbar oscuro o cobalto (5 ml), mezcle los aceites esenciales de lavanda y gorrión. Tapar la botella y agitar bien para combinar.
2. En la palma de la mano, mezcla el aceite de almendras dulces con 1 gota de la mezcla de aceite esencial de lavanda y flecha.
3. Suaviza una capa ligera de este aceite protector sobre el área del pañal antes de ponerte un pañal nuevo.
4. Almacene la mezcla restante en un lugar fresco fuera de la luz solar directa hasta que sea necesario.

Diarrea

La definición clínica de diarrea incluye movimientos intestinales acuosos de frecuencia anormal, por ejemplo, cada hora más o menos durante varias horas o más. Un trastorno intestinal de este tipo puede hacerte pasar un cuarto de líquido en un día, por lo que beber mucha agua (o bebidas deportivas que suministran el equilibrio de electrolitos que necesitas) es lo más importante que puedes hacer. La diarrea que dura dos días o más se convierte en un riesgo para la salud debido al peligro de deshidratación. Si con frecuencia experimentas heces sueltas que no puedes conectar con un virus estomacal o una intoxicación alimentaria, es posible que tengas una afección crónica que requiera intervención médica. Si su diarrea no comienza a aclararse después de cuatro días, consulte a su médico.

Masaje antibacteriano para la diarrea

Hace 3 tratamientos

1 cucharada de aceite de oliva

9 gotas de aceite esencial de lavanda

3 gotas de aceite esencial de madera de cedro

3 gotas de aceite esencial de eucalipto

3 gotas de aceite esencial de árbol de té

1. En una botella de vidrio de 1 onza de ámbar oscuro o cobalto, combine el aceite de oliva con los aceites esenciales de lavanda, madera de cedro, eucalipto y árbol de té. Tapar la botella y agitar bien para combinar.
2. Aplicar 1 cucharadita en el abdomen, masajeándolo en un movimiento circular en el sentido de las agujas del reloj hasta que los aceites sean absorbidos.
3. Repita según sea necesario después de cada episodio de diarrea. Almacene la mezcla restante en un lugar fresco fuera de la luz solar directa.

Infección del oído

No todos los dolor de oído son una infección. Algunos provienen de una acumulación de líquido en el oído, que se vuelve dolorosa cuando la presión aumenta durante un resfriado o cuando las alergias estacionales se alertan. Cuando el dolor persiste incluso cuando la congestión sinusal se ha despejado, puede haber una infección presente, y si el dolor continúa durante más de unas horas, es hora de que un médico eche un vistazo dentro. Las infecciones del oído pueden causar complicaciones a largo plazo, especialmente en niños. Si tiene un bebé o un niño pequeño que sigue sosteniendo o tirando de una oreja y puede ver enrojecimiento dentro, llame a su médico.

Remedio para el aceite de oliva por infección del oído

Realiza 4 tratamientos

1 cucharada de aceite de oliva caliente

2 gotas de aceite esencial de madera de cedro

2 gotas de aceite esencial de lavanda

2 gotas de aceite esencial de manzanilla romana

2 gotas de aceite esencial de romero

1. En una botella de vidrio de 1 onza de ámbar oscuro o cobalto, mezcle el aceite de oliva con los aceites esenciales de madera de cedro, lavanda, manzanilla romana y romero. Tapar la botella y agitar bien para combinar.
2. Con un hisopo de algodón, aplique el aceite alrededor de la abertura de la oreja, alrededor de la parte exterior de la oreja, y en el lóbulo de la oreja.
3. Coloque una compresa tibia (como un paño doblado empapado en agua tibia y retorcido casi seco) sobre el oído afectado para calentar los aceites y ayudarlos a penetrar.
4. Repita cada 2 horas hasta que la presión disminuya. Si el dolor continúa durante más de 6 horas, consulte a un médico.
5. Almacene la mezcla restante en un lugar fresco fuera de la luz solar directa.

Remedio de algodón para la infección del oído

Hace 1 tratamiento

3 gotas de aceite esencial de lavanda

1. Coloque el aceite esencial de lavanda en una bola de algodón, y colóquelo sobre la abertura de la oreja.
2. Déjalo en su lugar durante la noche.

Eczema

El eccema se presenta como manchas rojas, con picazón y descamación de la piel que surgen en multitud de situaciones, desde el uso de un nuevo jabón o detergente hasta el tiempo de soportar un período de estrés prolongado. Cuando te encuentres rascándote donde normalmente no te rascas, busca tus aceites esenciales para calmar la inflamación.

Eczema

Hace de 3 a 5 tratamientos

1 cucharada de aceite de coco

2 gotas de aceite esencial de incienso

2 gotas de aceite esencial de helichrysum

1 gota de aceite esencial de geranio

1 gota de aceite esencial de tomillo

1. En un tazón pequeño de vidrio o metal, mezcle el aceite de coco con los aceites esenciales de incienso, helichrysum, geranio y tomillo.
2. Con los dedos, aplica esta mezcla en las zonas con picazón.
3. Cubra el área tratada con gasa. Si la zona está en la mano o en el pie, ponte guantes de algodón blanco o calcetines de algodón. Mantenga el área cubierta durante todo el día. Si debe quitarse la gasa o los guantes, vuelva a aplicar el tratamiento, hasta 3 veces al día.
4. Repita según sea necesario hasta que se detenga la picazón.
5. Almacene cualquier mezcla no utilizada en una pequeña botella de vidrio de ámbar oscuro o cobalto (5 ml) en un lugar fresco fuera de la luz solar directa.

Fatiga

Si prefieres luchar contra esa somnolencia de las 3 p.m. con un remedio natural en lugar de una bebida energética, tus aceites esenciales pueden ayudarte. La mejor cura para la fatiga es el sueño, por supuesto, pero eso no es práctico en medio de la jornada laboral o si su noche está cargada con las actividades de sus hijos. Estos son algunos remedios para ayudarte a seguir moviéndote cuando los párpados tienen otras ideas.

Difusión de lucha contra la fatiga

Hace 4 emisiones

4 gotas de aceite esencial de anís

4 gotas de aceite esencial de casia

3 gotas de aceite esencial de canela

3 gotas de aceite esencial de pino

2 gotas de aceite esencial de bdelium

1. En una pequeña botella de vidrio de ámbar oscuro o cobalto (5 ml), mezcle los aceites esenciales de anís, casia, canela, pino y bdellium. Tapar la botella y agitar bien para combinar.

2. Añade 4 gotas de esta mezcla a tu difusor y ejecuta el difusor durante 15 minutos en tu coche u oficina (si tienes uno con una puerta), o en casa.
3. Tapar el frasco firmemente y almacenar cualquier mezcla de aceite restante en un lugar fresco fuera de la luz solar directa.

Estimulante Ambientador

Realiza 10 aplicaciones

3 cucharadas de agua destilada o agua de manantial

3 cucharadas de vodka o alcohol de grano

12 gotas de aceite esencial de menta

12 gotas de aceite esencial de limón

6 gotas de aceite esencial de incienso

1. En una botella de vidrio de 4 onzas o spray de metal, mezcle el agua y el vodka con los aceites esenciales de menta, limón e incienso. Tapar la botella y agitar bien para combinar.
2. Rocíe esto en su habitación o automóvil una vez cada 2 horas, según sea necesario. Almacene la mezcla restante en un lugar fresco fuera de la luz solar directa.

NOTA: Cualquier marca de vodka servirá, pero para el alcohol de grano, recomiendo Everclear.

Fiebre

Los síntomas causados por la fiebre pueden hacerte sentir miserable: mareos, falta de apetito, escalofríos y sudoración alternados, fatiga y dolores musculares. Un número de aceites esenciales (cualquiera de los aceites de menta, así como la bahía y la casia) puede ayudar a reducir la fiebre a través de sus efectos generales de enfriamiento. Si el enfermo es un niño, revise las precauciones de la siguiente receta antes de tratar a los niños pequeños.

Tratamiento para enfriamiento de la fiebre

Hace 1 tratamiento

3 o 4 gotas de aceite esencial de menta

1. Coloque el aceite esencial de menta en una bola de algodón.
2. Aplique el aceite directamente sobre la parte posterior del cuello y las plantas de los pies.
3. Repita esto cada 30 minutos hasta que baje la fiebre.

NOTA : El aceite esencial de menta no debe utilizarse con niños menores de 7 años. Si su hijo tiene 7 años o más, tendrá que diluirse. Diluir 1 o 2 gotas de aceite esencial de menta en 1 cucharada de un aceite portador de su elección antes de aplicarlo en la piel de su hijo.

Paquete frío que reduce la fiebre

Hace 1 tratamiento

1 taza de agua fría

3 gotas de aceite esencial de menta

1 gota de aceite esencial de eucalipto

1. En un tazón pequeño de vidrio o metal, mezcle el agua con los aceites esenciales de menta y eucalipto.
2. Coloque una toalla de mano o un vendaje de tela en la superficie del agua y deje que se sature.
3. Retire la toalla y escurra el exceso de agua.
4. Coloque la compresa fría en la frente. Cúbralo con una bolsa de plástico o una lámina de plástico para contener la humedad. Sostenga la compresa y el plástico en su lugar con una toalla de mano, o ate en su lugar con un vendaje elástico, lo suficientemente apretado como para sujetar la compresa.
5. Cuando la compresa se caliente a temperatura corporal, reemplácela con otra compresa fría. Repita hasta que se reduzca la fiebre.

Flatulencia

Si te sientes hinchado, cólico y generalmente incómodo y sientes que estás expulsando mucho gas, no estás solo. La mayoría de las personas producen hasta tres pintas de ella al día, y pasan gas unas 14 veces al día, según colon-rectal.com. Esto no lo hace socialmente aceptable, sin embargo, y la incomodidad lo hace aún menos agradable. Además del siguiente remedio, puede obtener caramelos duros de menta u otras gotas comestibles en cualquier tienda de conveniencia o farmacia.

remedio para la flatulencia

Hace 1 tratamiento

4 a 6 gotas de aceite esencial de menta

1. Coloca el aceite esencial de menta en la palma de la mano y frota las manos.
2. Luego, frota las palmas de las manos sobre el estómago y alrededor del ombligo en el sentido de las agujas del reloj. El aceite se absorberá a través de la piel y ayudará a aliviar la indigestión y la flatulencia.

Eucalipto para problemas respiratorios

¿Tienes problemas respiratorios? Si la respuesta es sí, echemos un vistazo al eucalipto. Este es un aceite esencial que es ideal para cualquier limpieza casera, ya que se puede utilizar para ayudar a esparcir el aire para hacerlo más limpio. Además, es un expectorante, que es otro beneficio de esto. Puede que los aceites esenciales se puedan utilizar para ayudar a eliminar los senos paranasales, y esto no es una excepción.

Idealmente, la mejor manera de usar esto es usar alrededor de 10 gotas de este aceite, 2 cucharadas de jabón para platos y un poco de agua a su fregona mientras limpia los pisos de su casa. Si tienes un resfriado o una infección respiratoria, usa unas gotas con un poco de aceite de coco y luego frota en el pecho para ayudar con los problemas respiratorios. Esto también se utiliza en un difusor para obtener mejores resultados, ya que puede ayudar a refrescar el aire en su hogar. Eucalipto también huele muy bien, y aunque es bastante fuerte y podría no serlo para todos, este es uno genial si usted está buscando para ayudar a limpiar sus senos paranasales y ayudar con la respiración.

Incienso para el sistema inmune

El incienso es probablemente el último refuerzo del sistema inmunológico, pero también puede ayudar con el embellecimiento y la reducción de la presencia de cicatrices. Se puede utilizar también para ayudar a reducir la sensación de dolor, y puede crear un mejor tipo de alivio.

Ahora, una cosa a destacar, es que este es uno de los aceites más caros, pero es más caro por una buena razón. En realidad es caro debido a lo mucho que realmente puede ayudarte, y la mayoría de la gente jura por éste y la lavanda como lo último en aceites esenciales. Usted puede aliviar los dolores de cabeza tensionales que podrían venir con él, y se puede crear un baño muy relajante con esto, combinado con lavanda. También puede utilizar esto tópicamente para ayudar con la aparición de imperfecciones y cicatrices.

Si tienes un corte, pon una gota de él sobre él para ayudar a aliviar el dolor en el que estás. Lo mismo va por las picaduras que tienes, ya que reducirá la picazón que hay allí.

La mejor manera de usar esto es combinar esto con lavanda, ya que puede crear el alivio del estrés definitivo, y puede ayudar a eliminar el dolor de los alcances de tensión. Usar dos gotas de cada uno juntos puede ayudar con esto.

Si vas a usar esto para ayudar a reducir la apariencia de cicatrices, entonces usa un par de gotas cerca del área cada día. Se necesita un poco, pero ayuda con la apariencia de ellos, ya que a menudo esto puede ser bastante indecoroso.

Sin embargo, ¿sabías que esto también puede ayudar con las emociones que muchos de nosotros sufrimos? Si tienes problemas menstruales, como el síndrome premenstrual, o incluso problemas emocionales y ansiedad, frotar un poco de esto en la cara, o incluso usar esto como difusor, en última instancia puede ayudarte con parte del dolor que estás pasando. Usted puede utilizar esto para ayudar a aliviar las tensiones mentales, y en general, puede hacer una gran diferencia en el futuro de su salud y bienestar.

Este es un buen que se puede utilizar en todo el cuerpo, y definitivamente puede hacer una gran diferencia en su bienestar personal general, así.

Menta para los sistemas respiratorio y digestivo

Junto con la lavanda, la menta es probablemente uno de los mejores aceites esenciales aquí, ya que muestra los beneficios del aceite para las vías respiratorias, así. Sin embargo, lo lleva un paso más allá, ayudando con el sistema digestivo a su vez también. ¿Cómo? Bueno, en realidad es un antioxidante muy potente, y es uno de los pocos aceites que puedes ingerir sin tener que hacer demasiada dilución. También se puede utilizar para ayudar con náuseas, dolores de cabeza, e incluso la salida de energía. Se puede utilizar tópicamente con el fin de ayudar a aliviar el dolor, sólo asegúrese de que no se lo mete en los ojos. Si quieres usar un spritz de enfriamiento que te ayude a mantenerte fresco y rejuvenecer el cuerpo, entonces este es para ti. simplemente poner alrededor de 5 gotas en una botella de spray hecha de vidrio realmente puede ayudar.

Si usted está sufriendo de náuseas de la enfermedad de la mañana o la gripe, tome la botella, ábrala e inhale profundamente. Asegúrate de respirar profundamente, y esto puede ayudar te con eso.

Este es el aceite esencial para el sistema respiratorio y digestivo, y esto también muestra los poderosos beneficios de los aceites esenciales, y es uno de los aceites clave que le ayudarán a mejorar su vida, su respiración, y también su bienestar general.

Aceite de árbol de té para mordeduras

Las picaduras de insectos nunca son divertidas, y puede ser muy difícil para una persona que las tiene. Pueden picar, y el problema con muchos de ellos es que puede ser un problema para tratar, ya que en última instancia, usted podría estar lanzando más productos químicos allí de lo que le importa admitir. Sin embargo, el aceite de árbol de té es un medio natural para ayudarle a sacar el aguijón de allí, pero también es un aceite que en realidad es una necesidad para casi todos los hogares. ¿Por qué?

Bueno, en realidad es un período antibacteriano muy potente, lo que significa que se puede utilizar en el hogar no sólo como un limpiador, sino que también se puede utilizar cada vez que se lastima. Ponerlo en la piel ayudará a combatir la infección, pero también calmar la piel, ya que a menudo puede ser bastante doloroso. Para las quemaduras, este es un esclavo natural, y se puede utilizar para ayudar a aliviar el dolor de esto.

Ahora, si quieres ayudar a limpiar el cuerpo y tal, puedes poner esto en un champú casero para ayudar a dar vida a tu cabello. Si tienes algún tipo de erupciones de lo que sea, ponlo directamente sobre la piel para ayudar a reducir la picazón que podría estar allí. Si desea limpiar su casa, puede agregar unas gotas de esto a un spray de limpieza que es natural para ayudar a eliminar los diversos gérmenes que podrían estar allí. También se puede poner directamente sobre las superficies para ayudar a matar directamente los gérmenes, y es natural también por lo que ayuda.

También se puede utilizar tópicamente para ayudar a reducir cualquier tipo de imperfecciones en la piel, especialmente el acné y otras infecciones. También se puede poner en una verruga para ayudar a reducir el tamaño de la misma, y si usted tiene piojos, mezclar con un champú para ayudar a reducir la apariencia de la misma.

Este es uno bueno para casi cualquier ouchie, y ese es uno de los grandes beneficios de los aceites esenciales. Una vez que sepa cómo usarlo, que normalmente es una aplicación tópica simple, sin duda puede obtener el máximo provecho de esto, y usted será capaz de cosechar este beneficio cuando usted decide utilizar este producto.

Más recetas

Enfermedad de altitud

Oral: tome una cápsula llena de 5 gotas de limón y 2 gotas de incienso, madera de cedro y menta de 1 a 3 veces al día.

Enfermedad de Alzheimer/Demencia

Tópico: masajee de 6 a 8 gotas de lavanda en los hombros, la espalda y la parte inferior de los pies para mejorar la calidad del sueño. Aplicar de 1 a 2 gotas cada una de incienso, vetiver y romero en la base del cuello, corona de la cabeza, y detrás de las orejas, 2 a 4 veces al día. Aplicar de 8 a 10 gotas de aceite de naranja en la parte inferior de los pies, de 1 a 2 veces al día.

Inhalación: aplique 1 gota de romero y aceite de menta en las palmas, frote juntos y una taza sobre la nariz y la boca para inhalar tantas veces como sea necesario. Alternativamente, coloque de 2 a 3 gotas cada una de romero y aceite de menta en agua hirviendo y colóquela junto a la persona para inhalar.

Disentería amebia

Oral: tome una cápsula llena de 3 gotas de orégano y hierba de limón y 1 gota de tomillo, de 1 a 3 veces al día.

Tópico: aplica 1 gota de albahaca, indenel, copaiba y tomillo en la parte inferior del abdomen, de 2 a 4 veces al día.

Anemia

Oral: tome una o una combinación de 4 a 6 gotas de manzanilla alemana, limón, incienso o helichrysum, 2 veces al día.

Tópico: aplica de 1 a 3 gotas de manzanilla alemana, incienso, limón y/o helichrysum en la parte inferior de los pies, de 2 a 4 veces al día.

Aneurisma

Tópico: mezcle 5 gotas de cistus y 1 gota de helichrysum y ciprés en partes iguales de aceite portador y aplíquelo en la cabeza y la parte posterior del cuello, cada 2 horas.

Oral: toma 10 gotas de limón, de 3 a 4 veces al día.

Ira

Inhalación: coloque 1 gota cada una de ylang ylang, naranja y manzanilla alemana en un tejido e inhale según sea necesario.

Tópico: masajea las plantas de los pies (centrándose en el área hepática en el exterior del pie derecho) con 1 gota cada una de ylang ylang, naranja, manzanilla alemana y lavanda, de 1 a 3 veces al día.

Angina

Tópico: aplica de 1 a 3 gotas cada una de verde invernal, clavo de olor, vara dorada, ylang ylang y/o helichrysum sobre el área del corazón, de 2 a 4 veces al día.

Oral: tome 10 gotas de una combinación de helichrysum, clavo de olor, limón o naranja, de 1 a 3 veces al día.

Espondilitis anquilosante

Oral: tome una cápsula llena de 7 gotas de incienso y 3 gotas de abeto de bálsamo y copaiba, de 2 a 4 veces al día. Tome una cápsula llena de 15 gotas de limón una vez al día.

Tópico: aplica 2 gotas de albahaca, abeto balsámico, ciprés, copaiba y lavanda en la espalda y las caderas, de 1 a 3 veces al día. Aplicar de 3 a 5 gotas de orégano, tomillo, albahaca, ciprés, verde invernal, mejorana y menta (en capas en ese orden, 1 a la vez) en la columna vertebral y masajear en la espalda a cada lado de la columna vertebral, 2 veces por semana.

Otro: mantenga el limber trasero realizando posturas de vaca de gato de yoga durante 1 a 2 minutos inmediatamente antes de acostarse.

Ansiedad

Tópico: aplica de 1 a 3 gotas de lavanda y madera de cedro en la base del cráneo, el cuello y la cabeza.

Oral: tome 1 cápsula llena de 3 gotas de lavanda, madera de cedro y manzanilla alemana, de 1 a 3 veces al día.

Inhalación: aplique de 1 a 2 gotas de madera de cedro y lavanda a 1 palma, frote junto con la otra palma y fírtelas sobre la boca y la nariz para inhalar tantas veces como sea necesario.

Apnea, Sueño

Tópico: aplica de 1 a 3 gotas de tomillo y/o abeto negro en la parte inferior de cada dedo gordo del pie y los pies antes de retirarte a la cama.

Inhalación: aplique 1 gota cada una de abeto negro y abeto balsámico en la funda de almohada antes de acostarse.

Apendicitis

El dolor abdominal intenso requiere atención médica. El apéndice podría estallar si no se trata de manera oportuna, lo que permite que su contenido se escape y propague la infección por todo el abdomen.

Oral: tome una cápsula archivada con 3 gotas de jengibre, limón y menta, y 2 gotas cada una de albahaca y orégano, de 2 a 4 veces al día.

Tópico: aplica 2 gotas de verde invernal, naranja y limón al arco del pie derecho y cerca del talón.

Otro: **NO** masajee el abdomen. La apendicitis se considera una emergencia médica y la atención profesional debe buscarse lo antes posible.

Quistes aracnoideros

Tópico: aplica 3 gotas cada una de incienso, vetiver, sándalo y abeto azul a lo largo de toda la columna vertebral y a la base de la línea del cabello. Aplicar de 8 a 10 gotas de aceite de naranja en los pies, 2 veces al día. Aplicar de 3 a 5 gotas de orégano, tomillo, albahaca, ciprés, verde invernal, mejorana y menta (en capas en ese orden, 1 a la vez) en la columna vertebral y masajear en la espalda a cada lado de la columna vertebral, 2 veces por semana.

Oral: tome una cápsula llena de 5 gotas cada una de incienso, vetiver y sándalo, de 2 a 4 veces al día.

Artritis (reumatoide)

Tópico: aplique de 1 a 2 gotas cada una de menta, verde invierno, incienso, eucalipto y copaiba a la zona afectada según sea necesario (también se pueden agregar ciprés y helichrysum para aumentar la circulación a las articulaciones afectadas). Aplicar de 3 a 5 gotas de orégano y clavo de olor en la parte inferior de los pies, 2 veces al día.

Oral: tome 1 cápsula llena con 4 gotas de incienso, abeto de bálsamo y copaiba, y 1 gota de nuez moscada, 2 veces al día.

Artthrogryposis Multiplex Congenita (Artthrogryposis)

Tópico: crea una mezcla de 1 gota de mejorana, ciprés, incienso, lavanda, albahaca y manzanilla alemana en 4 cucharaditas de aceite portador y masajea en las articulaciones/músculos afectados hasta 3 veces al día.

Síndrome de Asperger

Tópico: aplica de 1 a 3 gotas de abeto azul a ambos lados del cuello, de 1 a 3 veces al día. Aplicar de 8 a 10 gotas de aceite de naranja en la parte inferior de los pies, de 1 a 2 veces al día. Aplicar 2 gotas cada una de incienso, vetiver, y sándalo en la frente y detrás de las orejas 1 a 3 veces al día. Aplicar una mezcla de 2 gotas cada una de lavanda, ylang ylang, tansy azul y naranja en la parte inferior de los pies o acariciando suavemente la cabeza de la persona con los aceites en la mano puede estar calmando durante los episodios hiperactivos.

Inhalación: la inhalación de 1 a 2 gotas de lavanda puede reducir los sentimientos de ansiedad.

Otros—Muchas personas con síndrome de Asperger se oponen al tacto y a ciertos olores, por lo que puede ser necesario ofrecerles los aceites recomendados y permitirles elegir cuáles aplicar.

Asma

Tópico: aplica de 1 a 2 gotas de jengibre, mirto, tomillo y pino en el pecho tantas veces como sea necesario. Aplicar de 1 a 2 gotas de orégano, menta, tomillo y mirto en la parte inferior de los pies, de 2 a 3 veces al día.

Inhalación: aplique de 1 a 2 gotas de lavanda, jengibre o mirto a 1 palma, frote junto con otra palma, taza sobre la boca y la nariz e inhale. Coloque de 4 a 6 gotas cada una de 1 o más de mirto, jengibre o lavanda en 3 pulgadas de agua caliente que no esté demasiado caliente para tocar con la mano y cubra la cabeza con una toalla para inhalar cada 4 a 6 horas.

Ateroesclerosis

Oral: ingesta de 4 gotas de romero, enebro, limón y ylang ylang, de 2 a 4 veces al día.

Tópico: aplique ylang ylang, romero y/o enebro en las arterias carótidas y sobre el corazón, de 2 a 4 veces al día.

Pie de atleta

Tópico: remoje el pie en las sales de Epsom (utilice sal marina gruesa para diabéticos) bañarse con melaleuca (árbol de té) y lavanda añadida directamente a las sales (no al agua), 2 veces al día. Aplicar de 3 a 5 gotas cada una de orégano, hierba de limón y melaleuca (árbol de té) en las áreas afectadas después de remojar.

DISORDES DE ATENCION-DEFICIT (ADD) O ATENCION-DEFICIT HYPERACTIVITY DISORDER (Adhd)

Tópico: aplica de 1 a 3 gotas cada una de madera de cedro, manzanilla alemana y lavanda y/o incienso y vetiver en la parte posterior del cuello, tallo cerebral y cabeza hasta 8 veces al día (el incienso y el vetiver aumentan el enfoque, la lavanda y la manzanilla alemana ayudan a calmar la ansiedad sentimientos). Aplicar de 3 a 5 gotas de naranja, de 2 a 3 veces al día.

Oral: tome 1 cápsula llena de 2 gotas de madera de cedro, lavanda e incienso, 2 veces al día.

Autismo

Tópico: aplica 1 gota de abeto azul a ambos lados del cuello, de 1 a 3 veces al día. Aplicar de 8 a 10 gotas de aceite de naranja en la parte inferior de los pies, de 1 a 2 veces al día. Aplicar 2 gotas cada una de incienso, vetiver, y sándalo en la frente y detrás de las orejas, 1 a 3 veces al día. Aplicar una mezcla de 2 gotas cada una de lavanda, ylang ylang, tansy azul y naranja en la parte inferior de los pies o acariciando suavemente la cabeza de la persona con los aceites en la mano puede estar calmando durante los episodios hiperactivos.

Inhalación: la inhalación de 1 a 2 gotas de lavanda puede reducir los sentimientos de ansiedad.

Otro—Muchas personas con autismo se oponen al tacto y a ciertos olores, por lo que puede ser necesario ofrecerles los aceites recomendados y permitirles elegir cuáles aplicar.

Trastorno autoinmune (Protocolo de Equilibrio Inmune)

Oral: tome una cápsula llena de 3 gotas cada una de vetiver, incienso, lavanda y abeto, y 1 gota de clavo de olor, por la mañana y por la noche. Tome una cápsula adicional con 3 gotas de clavo de olor, orégano, limón, canela y 1 gota de eucalipto y melaleuca (árbol de té) una vez al mediodía.

Dolor de espalda

Tópico: aplica una combinación de 1 a 3 gotas de verde invernal, abeto negro, abeto bálsamo, copaiba, menta e incienso en el área afectada, de 2 a 4 veces al día. Para el dolor de espalda muscular, utilice de 2 a 3 gotas de albahaca y mejorana en su lugar.

Oral: tome 1 cápsula con 5 gotas cada una de incienso, copaiba y abeto de bálsamo, 2 veces al día.

Esófago de Barrett

Oral: trague 5 gotas de limón y jengibre en agua, de 2 a 4 veces al día.

Tópico: aplica 2 gotas cada una de incienso, jengibre, lavanda y curtido azul externamente a las zonas de garganta y esternón, de 2 a 4 veces al día.

Carcinoma basocelular

Tópico: aplica de 2 a 4 gotas cada una de sándalo, incienso, geranio, canela y ciprés a la zona afectada, de 3 a 5 veces al día. Aplicar de 8 a 10 gotas de aceite de naranja en la parte inferior de los pies, de 2 a 3 veces al día. Aplica más geranio y helichrysum a medida que el área comienza a sanar para evitar cicatrices.

Oral—Tomar 0.018 a 0.045 ml de incienso enriquecido o incienso por libra de peso corporal (por ejemplo, una persona de 150 libras tomaría 2.7 a 6.75 ml al día) en 3 a 6 dosis divididas durante todo el día con alimentos durante 21 días.

mojar la cama (urinación nocturna)

Tópico: aplique de 3 a 5 gotas de ciprés mezclado con aceite portador sobre el estómago y el área de la vejiga antes de acostarse.

Parálisis de Bell

Tópico: aplica 1 gota de incienso, helichrysum, geranio, abeto azul y copaiba directamente detrás y debajo de ambas orejas y en la zona afectada de la cara, de 2 a 3 veces al día. Aplicar de 3 a 5 gotas de orégano, tomillo, albahaca, ciprés, verde invernal, mejorana y menta (en capas en ese orden, 1 a la vez) en la columna vertebral y masajear en la espalda a cada lado de la columna vertebral, 2 veces por semana.

Oral: tome 1 cápsula llena de 2 gotas de clavo de olor, orégano, limón, canela y 1 gota de eucalipto, de 2 a 3 veces al día.

Trastorno benigno de la neurona motora

Tópico: aplica de 3 a 5 gotas de orégano, tomillo, albahaca, ciprés, verde invernal, mejorana y menta (en capas en ese orden, 1 a la vez) a la columna vertebral y masajea en la espalda a cada lado de la columna vertebral, 2 a 4 veces por semana; aplicar 1 gota cada uno de abeto azul, vetiver, incienso, y sándalo detrás de las orejas y en la base del cráneo, 2 a 4 veces al día. Aplicar 10 gotas de aceite de naranja en la parte inferior de los pies, 2 veces al día. Aplicar de 1 a 2 gotas cada una de mejorana, pino, lavanda y hierba de limón en los músculos principales, 1 a 3 veces al día.

Oral: tome una cápsula llena de 5 gotas cada una de incienso, sándalo y mirra, de 1 a 3 veces al día.

Hiperplasia prostática benigna (Bph), agrandamiento de la próstata

Tópico: aplica 1 gota de incienso, mirra, naranja, abeto de bálsamo y copaiba muy diluido a la zona entre el ano y el escroto, 2 veces al día.

Retención: mezcla 3 gotas cada una de incienso, mirra y tsuga en 1 cucharada de aceite vegetal e inserta rectalmente. Retener el mayor tiempo posible.

Oral: tome una cápsula llena de 4 gotas cada una de orégano, vetiver y romero, de 1 a 3 veces al día.

Trastorno bipolar

Utilice solamente en conjunto con las opciones médicas occidentales y con la aprobación de un médico.

Tópico: aplica 1 gota de incienso, madera de cedro, sándalo, abeto y lavanda a la base del cráneo y detrás de las orejas, de 2 a 4 veces al día. Aplicar de 2 a 3 gotas de helichrysum sobre el hígado, de 1 a 3 veces al día. Aplicar

5 gotas de naranja y 2 gotas de limón en la parte inferior de los pies, 3 veces al día.

Oral:Tome una cápsula llena de 5 gotas de helichrysum, de 1 a 3 veces al día.

Mordeduras (Animal)

Tópico: aplica 1 gota de tomillo, orégano, lavanda, manzanilla alemana y hierba de limón cada 15 minutos durante las primeras 2 horas, y luego 1 vez por hora durante las próximas 24 a 48 horas. Aplique menta en la mordida según sea necesario para el dolor.

Oral: tome una cápsula llena de 3 gotas de orégano y 1 gota de eucalipto, melaleuca (árbol de té) y tomillo, de 2 a 3 veces al día.

Infección de la vejiga

Oral: tome 1 cápsula llena de 2 gotas de clavo de olor, orégano, limón, canela y 1 gota de eucalipto, de 2 a 3 veces al día.

Tópico: aplica 2 gotas de clavo de olor, orégano, eucalipto y canela en la parte inferior de los pies, de 2 a 3 veces al día. Aplicar 3 gotas cada una de enebro, orégano e incienso con 10 gotas de aceite vegetal en la zona pélvica, de 1 a 3 veces al día.

Otro: beba 2 vasos de 8 onzas de arándanos sin endulzar o jugo de arándanos diariamente durante 3 a 5 días.

Sangrado

Busque atención médica inmediatamente si la sangre se desprende de la herida, o si no dejará de sangrar después de 10 minutos de presión directa.

Tópico: aplica de 1 a 2 gotas de geranio, ciprés, helichrysum o lavanda cerca de la herida cada 5 minutos hasta que se detenga el sangrado.

Otro (Other): permite aplicar presión directa a la herida.

Ampollas

Tópico: aplica de 1 a 3 gotas de lavanda, manzanilla alemana, mirra o helichrysum al blíster varias veces al día.

Ampollas (Fiebre)

Tópico: aplique 1 gota de melaleuca (árbol de té), clavo de olor o romero en la ampolla varias veces al día.

Hinchazón

Oral: tome de 1 a 3 gotas de menta, enebro y/o hinojo en una cápsula, 2 veces al día.

Coágulo de sangre

Los coágulos sanguíneos anormales pueden ser una emergencia médica y provocar un accidente cerebrovascular, un ataque cardíaco u otras afecciones graves. Utilice este protocolo únicamente en conjunto con las opciones médicas occidentales y con la aprobación de un médico.

Tópico: masajea 4 gotas de lavanda en la parte inferior de los pies hasta 3 veces al día. Aplicar de 1 a 3 gotas de cistus, limón, naranja y helichrysum en la zona afectada, de 3 a 5 veces al día.

Oral: tome 2 cápsulas con 3 gotas de cistus, helichrysum, naranja, pomelo y limón, 2 veces al día.

Hierve

Tópico: aplica de 1 a 2 gotas de lavanda, incienso, mirra, menta o melaleuca (árbol de té), varias veces al día.

Espolón óseo

Tópico: aplique 1 gota de eucalipto, mirto, pino, lavanda, tsuga, orégano y menta a la zona afectada, de 2 a 3 veces al día. Alternativamente, aplicar de 2 a 5 gotas de verde invierno, abeto balsámico, o ciprés a la zona afectada, 2 a 4 veces al día.

Lesión cerebral

Utilice este protocolo únicamente en conjunto con las opciones médicas occidentales y con la aprobación de un médico.

Tópico: aplica de 1 a 2 gotas cada una de incienso, vetiver, madera de cedro, sándalo y helichrysum a la base del cráneo y la parte posterior del cuello, de 3 a 5 veces al día. Aplicar 2 gotas cada una de abeto negro, tansio azul, e incienso en la parte inferior de los pies, 2 a 3 veces al día. Cuando la persona se recupere lo suficiente, aplicar de 3 a 5 gotas de orégano, tomillo, albahaca, ciprés, verde invernal, mejorana, y menta (en capas en ese orden, 1 a la vez) a la columna vertebral y masajear en la espalda a cada lado de la columna vertebral, 2 veces por semana.

Oral: tome una cápsula llena de 3 gotas cada una de incienso, vetiver, sándalo, madera de cedro y helichrysum, de 1 a 3 veces al día. Alternativamente, coloque 1 gota de cada aceite en la lengua, de 1 a 3 veces al día.

Huesos frágiles

Tópico: aplica de 1 a 3 gotas de verde invernal, helichrysum y abeto balsámico a los huesos afectados, de 2 a 3 veces al día. Las mujeres aplican de 1 a 3 gotas de salvia clarividente en la frente o en las arterias carótidas, 3 veces al día. Los hombres aplican 3 gotas de abeto azul a los pies, 3 veces al día.

Huesos rotos

Los huesos rotos requieren más que aceites esenciales. Busque atención médica para que el hueso se ponga y se lance. Este protocolo está destinado a ayudar a aliviar el dolor y fomentar la curación normal de los huesos. Se debe seguir durante el tiempo que se encuentra el yeso, aplicando aceites durante 3 semanas antes de descansar 1 semana, luego repetir el proceso de solicitud.

Tópico: aplica 3 gotas cada una de abeto balsámico, ciprés, helichrysum, hierba de limón y verde invernal a la zona, de 2 a 4 veces al día.

Oral: tome una cápsula llena de 5 gotas cada una de abeto balsámico, copaiba e incienso, de 1 a 3 veces al día.

Otro: no mueva a la persona si es posible; esto podría empeorar la lesión. Aplique una férula por encima y por debajo de los sitios de fractura si está entrenado para hacerlo.

Bronquitis

Tópico: aplica de 3 a 5 gotas de eucalipto, jengibre, mirto y/o copaiba en el pecho según sea necesario. Aplicar de 3 a 5 gotas cada una de orégano y 1 gota de tomillo en la parte inferior de los pies, 2 a 4 veces al día.

Inhalación: coloque de 2 a 3 gotas cada una de eucalipto, mirto y copaiba en media taza de agua caliente en el tazón, cubra la cabeza y el tazón con la toalla e inhale de 3 a 6 veces al día. Para mejorar el resultado, mantenga la respiración el mayor tiempo posible durante la inhalación y luego exhale lentamente.

Oral: tome 1 cápsula llena de 3 gotas de aceite portador y 2 gotas de clavo de olor, canela, limón, orégano y romero, de 1 a 3 veces al día.

Brucelosis

Oral: tome una cápsula llena de 3 gotas cada una de canela, limón, menta, mejorana y 1 gota de nuez moscada, de 1 a 3 veces al día.

Tópico: aplica 3 gotas de limón y menta en la columna vertebral según sea necesario para la fiebre. Aplicar de 1 a 2 gotas cada una de albahaca, mejorana y jengibre para dolorear los músculos según sea necesario.

Hematomas/Golpes

Tópico: aplica de 2 a 4 gotas de helichrysum, curtido azul, lavanda y/o incienso al hematoma y al área circundante, varias veces al día (lo mejor es comenzar la aplicación directamente después de un golpe que puede causar un hematoma).

Juanetes

Tópico: aplica de 1 a 2 gotas de limón, verde invernal y pino al juanete, varias veces al día.

Quemaduras

Otro: Enfriar el área en agua fría durante varios minutos. No utilice hielo.

Tópico: aplica de 2 a 3 gotas de lavanda, melaleuca (árbol de té) o manzanilla alemana a la quemadura cada 15 minutos hasta que el dolor disminuya, y luego aplica cada dos horas o según sea necesario hasta que se complete la curación.

Bursitis

Tópico: aplica de 2 a 4 gotas cada una de verde invernal, abeto de bálsamo y ciprés en el área afectada, de 3 a 5 veces al día.

Tendinitis calcífica

Tópico: aplica 2 gotas cada una de ciprés, abeto de bálsamo, eucalipto y verde invernal y 1 gota de pomelo, hierba de limón y limón a y ampliamente alrededor de la zona afectada, de 2 a 3 veces al día.

Oral: para una calcificación difícil, tome una cápsula llena de 8 gotas de limón, 2 gotas cada una de incienso y abeto balsámico, y 1 gota de verde invernal, de 1 a 2 veces al día.

Callos

Tópico: aplica de 1 a 2 gotas de orégano, lavanda o incienso en el área, de 2 a 3 veces al día.

Cáncer (incienso enriquecido y descargo de responsabilidad)

Tanto H.K. Lin, PhD, como Mahmoud Suhail, MD, que tienen una amplia experiencia trabajando con incienso y cáncer, recomiendan el uso de **Boswellia sacra** "enriquecido" para el cáncer. El incienso enriquecido es simplemente botellas de incienso que se han dejado abiertas para permitir que los compuestos químicos más ligeros se evaporen, dejando los compuestos químicos más pesados. La botella se puede evaporar hasta que sólo quede el 20 por ciento del aceite. Según el Dr. Lin, esto hace que **Boswellia sacra** 10 veces más potente. Debido a que el cáncer es una enfermedad devastadora, a menudo es necesaria una acción agresiva para corregirlo. Grandes dosis orales se sugieren con frecuencia y pueden ser difíciles de tomar inmediatamente; por lo tanto, es prudente trabajar hasta la dosis recomendada para permitir que el cuerpo se ajuste.

Usted puede comenzar con 1 cuarto de la dosis, a continuación, trabajar a la mitad, y luego a la dosis completa durante un período de varios días a un par de semanas. Lo mismo se aplica al aceite de naranja cuando se indica. El aceite esencial promedio contiene de 20 a 40 gotas de aceite esencial por 1 ml. Esta figura se puede utilizar como una guía para la dosificación, pero los aceites varían significativamente en función de su gravedad específica, por lo que no es perfecto. En general, 30 gotas por mililitro es un buen promedio.

Descargo de responsabilidad: *El cáncer es una de las enfermedades potencialmente mortales más comunes que nos afecta hasta a la mitad de nosotros durante nuestra vida. Nunca debes intentar tratarlo solo. Lo ideal es que trabaje en estrecha colaboración con su médico y determinará el mejor curso de acción que lo llevará a la curación. Esta asociación ofrece la mayor posibilidad de un tratamiento y supervivencia exitosos.*

Cáncer (vejiga)

Oral—Tomar 0.018 a 0.045 ml de incienso enriquecido o incienso por libra de peso corporal (por ejemplo, una persona de 150 libras tomaría 2.7 a 6.75 ml al día) en 3 a 6 dosis divididas durante todo el día con alimentos durante 21 días, luego descansar durante 7 días , y reinicie el régimen si es necesario. Tomar una cápsula con 15 gotas de aceite de naranja, de 3 a 6 veces al día. Tome una cápsula adicional con 10 gotas de aceite de sándalo, 2 veces al día.

Otro: ayuno intermitente (solo consumir agua) durante 24 horas, 2 veces por semana o 48 horas una vez por semana. Alternativamente, algunos practicantes recomiendan ayunar durante más de 30 días bebiendo solo jugos de frutas y verduras. Asegúrate de que no tengan azúcar añadida.

Tópico: aplica de 3 a 5 gotas cada una de sándalo, albahaca y naranja en el área afectada hasta 6 veces al día.

Cáncer (Hueso)

Oral—Tomar 0.018 a 0.045 ml de incienso enriquecido o incienso por libra de peso corporal (por ejemplo, una persona de 150 libras tomaría 2.7 a 6.75 ml al día) en 3 a 6 dosis divididas durante todo el día con alimentos durante 21 días, luego descansar durante 7 días , y reinicie el régimen si es necesario. Tomar una cápsula con 15 gotas de aceite de naranja, de 3 a 6 veces al día. Tome una cápsula adicional con 10 gotas de aceite de clavo de olor, 2 veces al día.

Otro: ayuno intermitente (solo consumir agua) durante 24 horas, 2 veces por semana o 48 horas una vez por semana. Alternativamente, algunos practicantes recomiendan ayunar durante más de 30 días bebiendo solo jugos de frutas y verduras. Asegúrate de que no tengan azúcar añadida.

Tópico: aplica de 3 a 5 gotas cada una de clavo de olor, tsuga e incienso sobre el área de la vejiga hasta 6 veces al día.

Cáncer (cerebro)

Tópico: aplica de 1 a 3 gotas cada una de limón, limón, orégano, manzanilla alemana y tomillo a la base del cráneo y detrás de las orejas, de 3 a 6 veces al día.

Oral—Tomar 0.018 a 0.045 ml de incienso enriquecido o incienso por libra de peso corporal (por ejemplo, una persona de 150 libras tomaría 2.7 a 6.75 ml al día) en 3 a 6 dosis divididas durante todo el día con alimentos durante 21 días, luego descansar durante 7 días , y reinicie el régimen si es necesario. Tomar 0.02 a 0.067 ml (alrededor de 3 a 10 ml para una persona de 150 libras) de naranja por libra de peso corporal en 3 dosis divididas con alimentos diarios durante 21 días, luego descansar durante 7 días, y reiniciar el régimen si es necesario.

Otro: ayuno intermitente (solo consumir agua) durante 24 horas, 2 veces por semana o 48 horas una vez por semana. Alternativamente, algunos practicantes recomiendan ayunar durante más de 30 días bebiendo solo jugos de frutas y verduras. Asegúrate de que no tengan azúcar añadida.

Cáncer (pecho)

Tópico: frota abundantes cantidades de incienso, sándalo, mirra, abeto azul y mirto en los pechos, varias veces al día.

Oral—Tomar 0.018 a 0.045 ml de incienso enriquecido o incienso por libra de peso corporal (por ejemplo, una persona de 150 libras tomaría 2.7 a 6.75 ml al día) en 3 a 6 dosis divididas durante todo el día con alimentos durante 21 días, luego descansar durante 7 días , y reinicie el régimen si es necesario. Tomar 0.02 a 0.067 ml (alrededor de 3 a 10 ml para una persona de 150 libras) de naranja por libra de peso corporal en 3 dosis divididas con alimentos diarios durante 21 días, luego descansar durante 7 días, y reiniciar el régimen si es necesario.

Otro: ayuno intermitente (solo consumir agua) durante 24 horas, 2 veces por semana o 48 horas una vez por semana. Alternativamente, algunos practicantes recomiendan ayunar durante más de 30 días bebiendo solo jugos de frutas y verduras. Asegúrate de que no tengan azúcar añadida.

Cáncer (Cervical)

Tópico: aplica abundantes cantidades de incienso y tsuga sobre el área púbica, varias veces al día.

Oral—Tomar 0.018 a 0.045 ml de incienso enriquecido o incienso por libra de peso corporal (por ejemplo, una persona de 150 libras tomaría 2.7 a 6.75 ml al día) en 3 a 6 dosis divididas durante todo el día con alimentos durante 21 días, luego descansar durante 7 días , y reinicie el régimen si es necesario. Tomar 0.02 a 0.067 ml (alrededor de 3 a 10 ml para una persona de 150 libras) de naranja por libra de peso corporal en 3 dosis divididas con alimentos diarios durante 21 días, luego descansar durante 7 días, y reiniciar el régimen si es necesario.

Retención: considere la posibilidad de insertar 15 gotas de incienso y 5 gotas de tsuga mezcladas con 1 cucharada de aceite portador en la vagina en un tampón.

Otro: ayuno intermitente (solo consumir agua) durante 24 horas, 2 veces por semana o 48 horas una vez por semana. Alternativamente, algunos practicantes recomiendan ayunar durante más de 30 días bebiendo solo jugos de frutas y verduras. Asegúrate de que no tengan azúcar añadida.

Cáncer (Colon)

Tópico: aplique abundantes cantidades de incienso y sándalo sobre la parte inferior del abdomen, varias veces al día.

Oral—Tomar 0.018 a 0.045 ml de incienso enriquecido o incienso por libra de peso corporal (por ejemplo, una persona de 150 libras tomaría 2.7 a 6.75 ml al día) en 3 a 6 dosis divididas durante todo el día con alimentos durante 21 días, luego descansar durante 7 días , y reinicie el régimen si es necesario. Tomar 0.02 a 0.067 ml (alrededor de 3 a 10 ml para una persona de 150 libras) de naranja por libra de peso corporal en 3 dosis divididas con alimentos diarios durante 21 días, luego descansar durante 7 días, y reiniciar el régimen si es necesario.

Retención: considere la posibilidad de insertar 10 gotas cada una de incienso y sándalo mezclados con 30 a 50 gotas de aceite portador en el recto y retener.

Otro: ayuno intermitente (solo consumiendo agua) durante 24 horas, 2 veces por semana o 48 horas una vez por semana; alternativamente, algunos profesionales recomiendan ayunar durante más de 30 días bebiendo sólo jugos de frutas y verduras. Asegúrate de que no tengan azúcar añadida.

Cáncer (Gástrico, Estómago)

Tópico: aplique abundantes cantidades de incienso y sándalo sobre la parte inferior del abdomen, varias veces al día.

Oral: tome 1 cápsula llena de 5 a 10 gotas de cada aceite listado (incienso, clavo de olor, romero, jengibre y 2 gotas de nuez moscada) 3 veces al día durante 21 días, luego descanse durante 7 días y reinicie el régimen si es necesario. Tomar 1 cápsula con 5 gotas cada una de hierba de limón, albahaca y canela, una vez al día. Tomar 0,02 a 0,067 ml (alrededor de 3 a 10 ml para una persona de 150 libras) de naranja por libra de peso corporal en 3 dosis divididas con alimentos diarios. Si se produce irritación estomacal, aplique los aceites por vía tópica sobre el estómago en su lugar.

Otro: ayuno intermitente (solo consumir agua) durante 24 horas, 2 veces por semana o 48 horas una vez por semana. Alternativamente, algunos practicantes recomiendan ayunar durante más de 30 días bebiendo solo jugos de frutas y verduras. Asegúrate de que no tengan azúcar añadida.

Cáncer (pulmón)

Tópico: aplica abundantes cantidades de incienso, mirra y naranja en la parte delantera y trasera de las costillas varias veces al día.

Oral—Tomar 0.018 a 0.045 ml de incienso enriquecido o incienso por libra de peso corporal (por ejemplo, una persona de 150 libras tomaría 2.7 a 6.75 ml al día) en 3 a 6 dosis divididas durante todo el día con alimentos durante 21 días, luego descansar durante 7 días , y reinicie el régimen si es necesario. Tomar 0.02 a 0.067 ml (alrededor de 3 a 10 ml para una persona de 150 libras) de naranja por libra de peso corporal en 3 dosis divididas con alimentos diarios durante 21 días, luego descansar durante 7 días, y reiniciar el régimen si es necesario.

Inhalación: coloque 15 gotas cada una de mirto y eucalipto en 3 pulgadas de agua caliente que no esté demasiado caliente para tocar con la mano y cubra la cabeza con una toalla para inhalar cada 2 horas.

Otro: ayuno intermitente (solo consumir agua) durante 24 horas, 2 veces por semana o 48 horas una vez por semana. Alternativamente, algunos practicantes recomiendan ayunar durante más de 30 días bebiendo solo jugos de frutas y verduras. Asegúrate de que no tengan azúcar añadida.

Cáncer (Oral)

Oral: a primera hora de la mañana y con el estómago vacío, agregue 2 gotas de clavo de olor, orégano, tomillo e incienso a 1 cucharada de aceite de coco; Sostenga esta mezcla en la boca y agitar regularmente durante 10 a 15 minutos, o hasta que el aceite se espese, y luego escupa**(NO SWALLOW** ya que este procedimiento puede extraer toxinas de la cavidad oral). Repita este procedimiento hasta 3 veces al día con el estómago vacío. Tomar 0.018 a 0.045 ml de incienso o incienso enriquecido por libra de peso corporal (por ejemplo, una persona de 150 libras tomaría 2.7 a 6.75 ml al día) en 3 a 6 dosis divididas a lo largo del día con alimentos durante 21 días, luego descansar durante 7 días y reiniciar el régimen si es necesario; tomar 0.02 a 0.067 ml (alrededor de 3 a 10 ml para una persona de 150 libras) de naranja por libra de peso corporal en 3 dosis divididas con alimentos diarios durante 21 días, luego descansar durante 7 días, y reiniciar el régimen si es necesario.

Otro: ayuno intermitente (solo consumiendo agua) durante 24 horas, 2 veces por semana o 48 horas una vez por semana; alternativamente, algunos profesionales recomiendan ayunar durante más de 30 días bebiendo sólo jugos de frutas y verduras. Asegúrate de que no tengan azúcar añadida.

Cáncer (ovario)

Tópico: diluye y aplica de 2 a 4 gotas cada una de tomillo, sándalo, incienso, geranio y ciprés en la zona inferior de la región abdominal, de 3 a 5 veces al día.

Oral—Tomar 0.018 a 0.045 ml de incienso enriquecido o incienso por libra de peso corporal (por ejemplo, una persona de 150 libras tomaría 2.7 a 6.75 ml al día) en 3 a 6 dosis divididas durante todo el día con alimentos durante 21 días, luego descansar durante 7 días , y reinicie el régimen si es necesario. Tomar 0.02 a 0.067 ml (alrededor de 3 a 10 ml para una persona de 150 libras) de naranja por libra de peso corporal en 3 dosis divididas con alimentos diarios durante 21 días, luego descansar durante 7 días, y reiniciar el régimen si es necesario.

Otro: ayuno intermitente (solo consumir agua) durante 24 horas, 2 veces por semana o 48 horas una vez por semana. Alternativamente, algunos practicantes recomiendan ayunar durante más de 30 días bebiendo solo jugos de frutas y verduras. Asegúrate de que no tengan azúcar añadida.

Cáncer (pancreático)

Tópico: aplique abundantes cantidades de incienso, mirra y naranja en la parte media del lado izquierdo de la espalda varias veces al día.

Oral—Tomar 0.018 a 0.045 ml de incienso enriquecido o incienso por libra de peso corporal (por ejemplo, una persona de 150 libras tomaría 2.7 a 6.75 ml al día) en 3 a 6 dosis divididas durante todo el día con alimentos durante 21 días, luego descansar durante 7 días , y reinicie el régimen si es necesario. Tomar 0.02 a 0.067 ml (alrededor de 3 a 10 ml para una persona de 150 libras) de naranja por libra de peso corporal en 3 dosis divididas con alimentos diarios durante 21 días, luego descansar durante 7 días, y reiniciar el régimen si es necesario.

Otro: ayuno intermitente (solo consumir agua) durante 24 horas, 2 veces por semana o 48 horas una vez por semana. Alternativamente, algunos practicantes recomiendan ayunar durante más de 30 días bebiendo solo jugos de frutas y verduras. Asegúrate de que no tengan azúcar añadida.

Cáncer (prostático)

Tópico: aplique abundantes cantidades de incienso, sándalo y mirra sobre la parte inferior del abdomen varias veces al día.

Oral—Tomar 0.018 a 0.045 ml de incienso enriquecido o incienso por libra de peso corporal (por ejemplo, una persona de 150 libras tomaría 2.7 a 6.75 ml al día) en 3 a 6 dosis divididas durante todo el día con alimentos durante 21 días, luego descansar durante 7 días , y reinicie el régimen si es necesario. Tomar .067 ml (alrededor de 10 ml para una persona de 150 libras) de naranja por libra de peso corporal en 3 dosis divididas con alimentos diarios durante 21 días, luego descansar durante 7 días, y reiniciar el régimen si es necesario.

Retención: considere la posibilidad de insertar 10 gotas cada una de incienso y sándalo mezclados con 1 cucharada de aceite portador en el recto y retener.

Otro: ayuno intermitente (solo consumir agua) durante 24 horas, 2 veces por semana o 48 horas una vez por semana. Alternativamente, algunos practicantes recomiendan ayunar durante más de 30 días bebiendo solo jugos de frutas y verduras. Asegúrate de que no tengan azúcar añadida.

Cáncer (piel)

Tópico: aplique abundantes cantidades de incienso, melaleuca (árbol de té) y 1 de los siguientes: abeto balsámico o sándalo a la zona afectada varias veces al día

Oral—Tomar 0.018 a 0.045 ml de incienso enriquecido o incienso por libra de peso corporal (por ejemplo, una persona de 150 libras tomaría 2.7 a 6.75 ml al día) en 3 a 6 dosis divididas durante todo el día con alimentos durante 21 días, luego descansar durante 7 días , y reinicie el régimen si es necesario. Tomar .067 ml (alrededor de 10 ml para una persona de 150 libras) de naranja por libra de peso corporal en 3 dosis divididas con alimentos diarios durante 21 días, luego descansar durante 7 días, y reiniciar el régimen si es necesario.

Otro: ayuno intermitente (solo consumir agua) durante 24 horas, 2 veces por semana o 48 horas una vez por semana. Alternativamente, algunos practicantes recomiendan ayunar durante más de 30 días bebiendo solo jugos de frutas y verduras. Asegúrate de que no tengan azúcar añadida.

Cáncer (Testicular)

Tópico: mezcle 10 gotas cada una de incienso y abeto azul en 2 cucharaditas de aceite portador y aplíquelas a los testículos, 2 veces al día.

Oral—Tomar 0.018 a 0.045 ml de incienso enriquecido o incienso por libra de peso corporal (por ejemplo, una persona de 150 libras tomaría 2.7 a 6.75 ml al día) en 3 a 6 dosis divididas durante todo el día con alimentos durante 21 días, luego descansar durante 7 días , y reinicie el régimen si es necesario. Tomar 0.02 a 0.067 ml (alrededor de 3 a 10 ml para una persona de 150 libras) de naranja por libra de peso corporal en 3 dosis divididas con alimentos diarios durante 21 días, luego descansar durante 7 días, y reiniciar el régimen si es necesario.

Otro: ayuno intermitente (solo consumir agua) durante 24 horas, 2 veces por semana o 48 horas una vez por semana. Alternativamente, algunos practicantes recomiendan ayunar durante más de 30 días bebiendo solo jugos de frutas y verduras. Asegúrate de que no tengan azúcar añadida.

Cáncer (tiroides)

Tópico: aplica 1 gota de incienso, abeto balsámico, mirto, manzanilla alemana y nuez moscada en el cuello sobre la tiroides, de 3 a 6 veces al día.

Oral—Tomar 0.018 a 0.045 ml de incienso enriquecido o incienso por libra de peso corporal (por ejemplo, una persona de 150 libras tomaría 2.7 a 6.75 ml al día) en 3 a 6 dosis divididas durante todo el día con alimentos durante 21 días, luego descansar durante 7 días , y reinicie el régimen si es necesario. Tomar 0.02 a 0.067 ml (alrededor de 3 a 10 ml para una persona de 150 libras) de naranja por libra de peso corporal en 3 dosis divididas con alimentos diarios durante 21 días, luego descansar durante 7 días, y reiniciar el régimen si es necesario.

Otro: ayuno intermitente (solo consumir agua) durante 24 horas, 2 veces por semana o 48 horas una vez por semana. Alternativamente, algunos practicantes recomiendan ayunar durante más de 30 días bebiendo solo jugos de frutas y verduras. Asegúrate de que no tengan azúcar añadida.

Cáncer (uterino)

Tópico: diluye y aplica de 2 a 4 gotas cada una de tomillo, sándalo, incienso, geranio y ciprés en la zona inferior de la región abdominal, de 3 a 5 veces al día.

Oral—Tomar 0.018 a 0.045 ml de incienso enriquecido o incienso por libra de peso corporal (por ejemplo, una persona de 150 libras tomaría 2.7 a 6.75 ml al día) en 3 a 6 dosis divididas durante todo el día con alimentos durante 21 días, luego descansar durante 7 días , y reinicie el régimen si es necesario. Tomar 0.02 a 0.067 ml (alrededor de 3 a 10 ml para una persona de 150 libras) de naranja por libra de peso corporal en 3 dosis divididas con alimentos diarios durante 21 días, luego descansar durante 7 días, y reiniciar el régimen si es necesario.

Otro: ayuno intermitente (solo consumir agua) durante 24 horas, 2 veces por semana o 48 horas una vez por semana. Alternativamente, algunos practicantes recomiendan ayunar durante más de 30 días bebiendo solo jugos de frutas y verduras. Asegúrate de que no tengan azúcar añadida.

Cáncer (Vaginal, Vulvar)

Tópico: diluye y aplica de 2 a 4 gotas cada una de sándalo, incienso, geranio y ciprés a la zona de la vulva y los labios, de 3 a 5 veces al día. Aplicar de 8 a 10 gotas de aceite de naranja en la parte inferior de los pies, de 2 a 3 veces al día. Aplica más geranio y helichrysum a medida que el área comienza a sanar para evitar cicatrices.

Oral—Tomar 0.018 a 0.045 ml de incienso enriquecido o incienso por libra de peso corporal (por ejemplo, una persona de 150 libras tomaría 2.7 a 6.75 ml al día) en 3 a

6 dosis divididas durante todo el día con alimentos durante 21 días.

Otro: ayuno intermitente (solo consumir agua) durante 24 horas, 2 veces por semana o 48 horas una vez por semana. Alternativamente, algunos practicantes recomiendan ayunar durante más de 30 días bebiendo solo jugos de frutas y verduras. Asegúrate de que no tengan azúcar añadida.

Candida

Tópico: aplica de 1 a 3 gotas cada una de hierba de limón, clavo de olor, eucalipto, lavanda y melaleuca (árbol de té) en la parte inferior de los pies, 2 veces al día.

Oral: tome 3 gotas de orégano, hierba de limón, lavanda y limón en una cápsula, 3 veces al día.

Aftas

Tópico: aplica 1 gota de 1 o más de clavo de olor, limón, melaleuca (árbol de té) y/o menta directamente al adole del canker varias veces al día. La rotación de los aceites que se utilizan aumentará la eficacia.

Síndrome del Túnel Carpiano

Tópico: aplique una combinación de hierba de limón, mejorana, menta, ciprés y verde invernal en la zona afectada, varias veces al día.

Oral: para mayor apoyo, tome una cápsula llena de 4 gotas cada una de incienso, copaiba, abeto de bálsamo y hierba de limón, de 2 a 3 veces al día.

Cataratas

Tópico: aplique hierba de limón, incienso y lavanda mezclados con un poco de aceite portador ampliamente alrededor de la órbita del ojo por la noche antes de acostarse.

Oral: tome 1 cápsula llena con 5 gotas cada una de incienso, lavanda y hierba de limón, 2 veces al día.

Cavidades

Consulte a su dentista para reparar la cavidad.

Tópico: aplique el clavo de olor y el aceite de canela en los dientes (puede requerir dilución), 3 veces al día.

Enfermedad celíaca

Oral: tome una cápsula llena de 4 gotas de limón y jengibre, y 1 gota de canela, pomelo, hinojo y menta, 3 veces al día, preferiblemente antes de cada comida.

Celulitis

Tópico: aplica 1 gota cada una de helichrysum, lavanda, melaleuca (árbol de té), eucalipto y tomillo a la zona afectada, de 2 a 3 veces al día.

Piel agrietada

Tópico: aplica de 2 a 3 gotas de lavanda y/o mirra y manzanilla alemana en el área afectada tantas veces como sea necesario.

Pie de Charcot (Artropatía Neuropática)

Tópico: aplica de 8 a 10 gotas de aceite de naranja en la parte inferior de los pies, 2 veces al día. Masajear 4 gotas cada una de abeto azul, ciprés, abeto balsámico, y vetiver a la parte superior de los pies, 2 a 4 veces al día. Para las heridas, aplicar de 1 a 2 gotas cada una de incienso, copaiba, madera de cedro y lavanda a la herida, varias veces al día.

Angioma de cereza

Tópico: aplica unas gotas de una mezcla que contenga porciones iguales de incienso, cistus, hierba de limón, manzanilla alemana, lavanda y naranja en 4 cucharaditas de aceite portador a la zona afectada, varias veces al día.

Oral —Tome una cápsula llena con 5 gotas cada una de incienso, hierba de limón y naranja, de 2 a 3 veces al día.

Varicela

Tópico: mezcle 5 gotas cada una de melaleuca (árbol de té), lavanda, hierba de limón y manzanilla alemana con aceite portador de partes iguales y aplíquelas a las manchas, 3 veces al día.

Oral: tome una cápsula con 3 gotas de limoncillo, orégano y limón, de 2 a 3 veces al día.

Sabañones

Tópico: aplica 1 gota de manzanilla alemana, lavanda y ciprés a la zona afectada, de 1 a 3 veces al día. Alternativamente, agregue 1 gota de cada uno a cada aplicación de loción.

Cólera

Oral: tome una cápsula llena de 3 gotas de orégano y canela, y 1 gota cada una de eucalipto, melaleuca (árbol de té) y tomillo hasta 4 veces al día.

Otro: beba mucha agua con electrolitos para reponer lo que se ha perdido a través de la diarrea.

Fatiga crónica

Tópico: aplique incienso, sándalo y madera de cedro a la base del cráneo, el tallo cerebral y la cabeza, de 2 a 4 veces al día.

Inhalación: coloque 2 gotas de menta en 1 palma, frote junto con otra palma y una taza sobre la nariz y la boca para inhalar tantas veces como sea necesario.

Oral: tome una cápsula llena de 3 gotas de hierba de limón, mirra y manzanilla alemana, 2 veces al día.

Enfermedad Pulmonar Obstructiva Crónica (Copd)

Tópico: aplica de 3 a 5 gotas de eucalipto, mirto, madera de cedro, menta y/o copaiba en el pecho según sea necesario. Aplicar de 3 a 5 gotas cada una de orégano y 1 gota de tomillo en la parte inferior de los pies, 2 a 4 veces al día.

Inhalación: coloque de 1 a 2 gotas de eucalipto, romero, mirto y menta en 3 pulgadas de agua caliente que no esté demasiado caliente para tocar con la mano, y cubra la cabeza con toalla para inhalar, 1 o 2 veces al día.

Oral: tome 1 cápsula llena de 2 gotas de pino, naranja, limón, eucalipto y jengibre hasta 3 veces al día.

Circulación, Pobre

Tópico: aplique de 1 a 2 gotas cada una de ciprés, helichrysum y madera de cedro en el área de mala circulación, de 3 a 5 veces al día.

Oral: tome una cápsula llena de 3 gotas de hierba de limón, ciprés, clavo de olor y canela, por la mañana y por la noche.

Diabetes

Tópico: aplica de 1 a 3 gotas cada una de canela, hierba de limón, hinojo y copaiba en la parte inferior de los pies, particularmente el punto del páncreas VitaFlex en el borde exterior del pie izquierdo alrededor de la mitad del camino hacia abajo, de 2 a 4 veces al día.

Oral: tome 1 cápsula con 2 gotas de canela, hinojo, hierba de limón y pomelo, por la mañana y por la noche.

Diarrea

Oral: tome una cápsula con 3 gotas de menta e hinojo, de 1 a 3 veces al día o hasta que se alivie la diarrea.

Tópico: aplica de 1 a 3 gotas de menta e infinidad sobre el abdomen cada hora o hasta que se alivia la diarrea.

Otro: beba mucha agua para reponer los líquidos perdidos.

Acidosis Tubular Renal Distal

Oral: tome una cápsula llena de 7 gotas de limón y 3 gotas de enebro, de 2 a 3 veces al día.

Tópico: aplica de 2 a 3 gotas de pino sobre el área renal en la espalda, 3 veces al día.

Diverticulitis

Oral: tome 1 cápsula llena de 2 gotas de orégano, menta, nuez moscada, ciprés, hinojo y mejorana, de 2 a 3 veces al día.

Tópico: aplique orégano, menta, nuez moscada, ciprés, hinojo y mejorana sobre el abdomen, de 2 a 3 veces al día.

Mareos

Inhalación: coloque 1 gota de menta y ciprés en 1 palma, frote junto con otra palma y fírtelas sobre la boca y la nariz para inhalar tantas veces como sea necesario.

Tópico: aplique menta, incienso o ciprés en las sienes, la parte posterior del cuello y los hombros.

Deficiencia de dopamina

Tópico: aplica de 1 a 2 gotas de geranio, eucalipto y salvia esclarea detrás y debajo de las orejas, de 1 a 3 veces al día.

Inhalación: coloque 1 gota de geranio, limón y salvia en un tejido e inhale según sea necesario. Refresque el tejido hasta 3 veces al día.

Piel seca

Tópico: aplique lavanda, mirra o manzanilla alemana en el área afectada tantas veces como sea necesario.

Contractura de Dupuytren

Tópico: masajee 1 gota cada una de cistus, albahaca, mejorana, vetiver e incienso a la zona afectada varias veces al día.

Disestesia (Cutaneous)

Tópico: aplica 1 gota de vetiver, abeto azul, menta, enebro, manzanilla alemana y helichrysum en el área, de 2 a 4 veces al día.

Oral: tome una cápsula con 5 gotas de helichrysum y 2 gotas de vetiver, copaiba y lavanda, de 1 a 3 veces al día.

Disentería

Busca atención médica si los síntomas son graves o duran más de unos pocos días.

Oral: tome 1 cápsula con 4 gotas de menta, limón y orégano, de 2 a 3 veces al día.

Tópico: aplica de 1 a 3 gotas de menta, verde invernal, finojo u orégano al abdomen, de 2 a 3 veces al día.

Infección del oído

Tópico: aplica de 1 a 2 gotas cada una de lavanda y melaleuca (árbol de té) alrededor de la oreja y en la parte carnosa de la oreja cada 30 minutos hasta que el dolor disminuya, y luego aplicar cada 2 horas. Aplicar de 1 a 2 gotas cada una de orégano, canela, clavo de olor, romero y limón en la parte inferior de los pies cada 30 minutos hasta que el dolor disminuya, y luego cada 2 a 4 horas durante las próximas 24 horas.

Otro: aplique 1 gota de melaleuca (árbol de té) a una bola de algodón y colóquela dentro de la oreja, refrenda cada 30 minutos hasta que disminuya el dolor y luego refresque cada 2 horas; dejar una bola de algodón fresco durante la noche.

Oídos a miotes

Tópico: aplica de 2 a 3 gotas cada una de eucalipto y melaleuca (árbol de té) alrededor de la oreja y en la parte carnosa de la oreja, de 3 a 5 veces al día.

Otro: aplique 1 gota de melaleuca (árbol de té) y eucalipto a una bola de algodón y colóquela dentro de la oreja, y luego refresque cada hora; dejar una bola de algodón fresco durante la noche.

Oídos

Tópico: aplica de 1 a 2 gotas cada una de menta y lavanda alrededor de la oreja y en la parte carnosa de la oreja cada 30 minutos hasta que el dolor disminuya, y luego aplicar cada 2 horas. Aplicar de 1 a 2 gotas cada una de orégano, canela, clavo de olor, romero o melaleuca (árbol de té), y limón en la parte inferior de los pies cada 30 minutos hasta que el dolor disminuya, y luego cada 2 a 4 horas durante las próximas 24 horas.

Otro: aplique 1 gota de melaleuca (árbol de té) a una bola de algodón y colóquela dentro de la oreja, refrenda cada 30 minutos hasta que disminuya el dolor y luego refresque cada 2 horas; dejar una bola de algodón fresco durante la noche.

Conclusión

Los aceites esenciales tienen una gran cantidad de beneficios y sin duda pueden ayudarle si usted está buscando para cuidar de algunos problemas físicos.

Pueden ayudar con problemas corporales, problemas con la belleza, y si usted está enfermo, este puede ser el artículo de ir a para ayudarle. Hemos detectado un problema desconocido.

Para muchas personas, tener aceites esenciales puede ayudar a cambiar tu vida. Si te preocupa lo que tu cuerpo podría hacer con los aceites esenciales, asegúrate siempre de esparcirlo. Es mejor que no los ingieres a menos que sepas por un hecho que es seguro hacerlo. Pero, si quieres entrar en el uso de estos se puede probar nuevos medios con el fin de realizar varias tareas con ellos. Hay tantos usos, probablemente cientos de ellos, y pueden ser una gran manera de participar en la medicina preventiva. También puede usarlos alrededor de su hogar, y obtendrá su lugar oliendo bastante excelente también.

CPSIA information can be obtained
at www.ICGtesting.com
Printed in the USA
BVHW040346170120
569728BV00018B/81/J

9 781647 772147